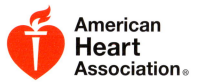
es por **la vida**™

Heartsaver®
PRIMEROS AUXILIOS CON RCP Y DEA

LIBRO DEL ESTUDIANTE

© 2017 American Heart Association
Impreso en los Estados Unidos de América: Orora Visual, LLC, 3210 Innovative Way, Mesquite, Texas 75149, EE. UU.
ISBN: 978-1-61669-753-2. Edición en español 15-1087. Fecha de impresión: 11/19

Edición original en inglés
Heartsaver First Aid CPR AED Student Workbook
© 2016 American Heart Association

i

Agradecimientos

La American Heart Association agradece a las siguientes personas su colaboración en la elaboración de este libro: Jeff A. Woodin, NREMT-P; Mary Fran Hazinski, RN, MSN; Robert Lee Hanna; Kostas Alibertis, CCEMT-P; Tony Connelly, EMT-P, BHSc, PGCEd; Brian E. Grunau, MD; Jeanette Previdi, MPH, BSN, RN-BC; Mark Terry, MPA, NREMT-P; Moira Muldoon; Brenda Schoolfield; y el equipo de proyectos de Heartsaver de la AHA.

Edición en español: Fabián C. Gelpi, Dra. María Isabel García Vega, Dr. Alfredo Sierra Unzueta; y el equipo de proyecto de Heartsaver internacional de ACE de la AHA.

 Para encontrar actualizaciones o correcciones sobre este texto, visite el sitio **www.international.heart.org**, navegue hasta la página de este curso y haga clic en "Updates".

Contenido

CONTENIDO

es por **la vida**.™

En la American Heart Association, queremos que las personas sigan disfrutando de los momentos maravillosos de la vida. Por eso, nos hemos propuesto mejorar la salud del corazón y del cerebro. Es también la razón que nos lleva a renovar nuestro compromiso con un excelente entrenamiento, con llevar la ciencia de la reanimación a la vida de las personas, a través de una colaboración sincera con usted. Solamente mediante nuestra colaboración y dedicación continuas podemos cambiar de verdad las cosas y salvar vidas.

Hasta el día en que en el mundo no haya cardiopatías y accidentes cerebrovasculares, la American Heart Association seguirá existiendo y colaborando con usted para que todos podamos disfrutar de una vida más saludable y larga.

¿Por qué hacemos lo que hacemos?
es por **la vida**.

Es por la vida es una forma de celebrar la vida. Es una forma sencilla pero poderosa de responder a la pregunta de por qué deberíamos cultivar la salud de nuestro corazón y nuestra mente. También explica por qué hacemos lo que hacemos: Salvar vidas. Todos los días.

A lo largo del libro del estudiante encontrará información que se corresponde con las enseñanzas que se imparten en esta clase de **Es por la vida** y la importancia de los cuidados cardiovasculares. Busque el icono de **Es por la vida** (el que aparece a la derecha) y recuerde que lo que aprenda hoy influirá directamente en la misión de la American Heart Association.

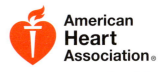

Le animamos a descubrir su **motivación** y a compartirla con otras personas. Pregúntese cuáles son esos momentos, personas y experiencias por los que vive. ¿Qué cosas le reportan alegría, admiración y felicidad? ¿Por qué colaboro con la AHA para salvar vidas? ¿Por qué me importan los cuidados cardiovasculares? Responda a estas preguntas y encontrará su **motivación.**

Instrucciones

En el dorso de esta página se le ofrece la oportunidad de participar en la misión de la AHA y en la campaña **Es por la vida**. Solo tiene que rellenar el espacio en blanco con la palabra que describa su **motivación.**

Comparta su lema **"Es por _____"** con las personas a las que quiere y pídales que descubran lo que les **mueve.**

Háblelo. Compártalo. Publíquelo. Vívalo.   **#esporlavida**   **#RCPsalvavidas**

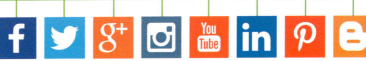

Es por _____.

Introducción

Curso Heartsaver de primeros auxilios con RCP y DEA

Bienvenido al curso Heartsaver de primeros auxilios con RCP y DEA. Durante este curso adquirirá conocimientos y habilidades que le pueden ayudar a salvar una vida.

En este curso aprenderá los conceptos básicos de primeros auxilios, las emergencias con amenaza para la vida más frecuentes, cómo reconocerlas y cómo ayudar. También aprenderá a reconocer cuándo alguien necesita una RCP, cómo pedir ayuda y cómo realizar RCP y usar un DEA.

Puntos de aprendizaje de este curso

El objetivo más importante de este curso es enseñarle a actuar en una emergencia. A veces, la gente no actúa porque teme hacer mal las cosas. Reconocer que pasa algo y conseguir ayuda mientras tanto llamando al número local de emergencias son las cosas más importantes que puede hacer.

Después de llamar al número local de emergencias, el operador (la persona que contesta las llamadas de emergencia) le indicará lo que debe hacer hasta que llegue ayuda. Las personas que prestan ayuda especializada (técnicos en emergencias médicas, paramédicos, etc.) normalmente llegan y asumen el control en seguida después de su llamada. Su trabajo es reconocer cuándo pasa algo, pedir ayuda mientras tanto y prestar primeros auxilios o RCP hasta que llegue ayuda especializada y asuma el control. En este curso también se tratarán las leyes del Buen Samaritano que protegen a los reanimadores que realizan RCP.

Es por la vida

Es por la vida

En la American Heart Association, queremos que las personas sigan disfrutando de los momentos maravillosos de la vida. Lo que aprenda en este curso puede ayudar a otras personas a tener una vida más saludable y larga.

Conocimientos y habilidades de Heartsaver primeros auxilios con RCP y DEA

Este libro contiene toda la información que necesita para que pueda entender y realizar correctamente las habilidades de salvamento y primeros auxilios. Durante el curso tendrá la oportunidad de practicar estas habilidades y recibir un valioso entrenamiento de su instructor.

El vídeo del curso cubrirá muchas, pero no todas las habilidades que se tratan en este libro. Por ello, es importante que estudie este libro para estar completamente preparado para ayudar en una emergencia.

Aprobación del curso

Durante el curso se le pedirá que practique y demuestre habilidades importantes. Cuando lea y estudie este libro, preste especial atención a estas habilidades.

Si cumple todos los requisitos del curso y demuestra las habilidades correctamente, recibirá una tarjeta de finalización del curso.

Cómo usar el Libro del estudiante

Tómese su tiempo para leer y estudiar detenidamente este libro. Debe usarlo antes, durante y después del curso.

Antes del curso	• Lea y estudie el libro. • Estudie las instrucciones paso a paso, los resúmenes de habilidades y las imágenes. • Tome notas. • Haga una lista de preguntas para su instructor.
Durante el curso	• Consulte el libro durante las demostraciones en vídeo y las prácticas.
Después del curso	• Repase las instrucciones paso a paso, los resúmenes de habilidades y las imágenes. • Tenga su libro a mano para consultarlo durante las emergencias.

Frecuencia de entrenamiento necesaria

Repase el libro del estudiante y la guía de referencia rápida con frecuencia para recordar las habilidades importantes. Su tarjeta de finalización del curso es válida durante 2 años.

Objetivos del curso de primeros auxilios

Este curso incluye tanto primeros auxilios como RCP y DEA. Al término de la parte de primeros auxilios de este curso, podrá:

■ Enumerar las prioridades, funciones y responsabilidades de los reanimadores de primeros auxilios

■ Describir los pasos fundamentales en los primeros auxilios

■ Quitarse los guantes protectores (habilidad que se evaluará)

■ Averiguar el problema (habilidad que se evaluará)

■ Describir la evaluación y las acciones de primeros auxilios para las siguientes condiciones que amenazan la vida: ataque cardíaco, dificultad respiratoria, atragantamiento, hemorragia grave, shock y accidente cerebrovascular

■ Describir cuándo y cómo ayudar a un adulto o un niño atragantado

■ Demostrar cómo ayudar a un lactante atragantado

■ Usar un inyector precargado de adrenalina (habilidad que se evaluará)

■ Controlar una hemorragia y vendaje (habilidad que se evaluará)

■ Reconocer los elementos de lesiones comunes

- Reconocer los elementos de enfermedades comunes
- Describir cómo buscar información sobre la prevención de enfermedades y lesiones
- Reconocer las cuestiones legales que se aplican a los reanimadores que prestan primeros auxilios

Consulte la sección "RCP y DEA" de este libro para ver los objetivos del curso de RCP y DEA.

Términos y conceptos de Heartsaver primeros auxilios con RCP y DEA

Puntos de aprendizaje

En esta sección aprenderá los términos y conceptos fundamentales que se usan a lo largo del curso de Heartsaver. Son el fundamento para entender el material que se presenta en este libro.

Primeros auxilios

Se entiende por *primeros auxilios* la atención inmediata que se presta a una persona enferma o lesionada a la espera de que llegue ayuda especializada y asuma el control.

Cualquier persona en cualquier situación puede iniciar los primeros auxilios. Puede ayudar a una persona enferma o lesionada a recuperarse por completo o más rápidamente. En las emergencias graves, los primeros auxilios pueden significar la diferencia entre la vida y la muerte.

En la mayoría de los casos se atienden lesiones o enfermedades de poca gravedad; no obstante, también se prestan primeros auxilios por problemas que podrían suponer una amenaza para la vida, como un ataque cardíaco, vendaje de una hemorragia grave o administración de adrenalina por una reacción alérgica grave.

En este curso aprenderá y practicará las habilidades de primeros auxilios, lo que puede ayudarlo a recordar qué hacer en una situación real.

Respuesta frente a no respuesta

Debe saber que durante una emergencia es posible que alguien no responda. Aquí se describe cómo decidir si alguien responde o no responde:

- *Responde:* una persona responde si se mueve, habla, parpadea o reacciona de alguna otra forma cuando le golpea suavemente y le pregunta si se encuentra bien.
- *No responde:* una persona no responde si no se mueve, no habla, no parpadea o no reacciona de ninguna otra forma.

Si una persona no responde, aprenderá a comprobar si necesita RCP.

Respiraciones agónicas

Una persona con un paro cardíaco no respirará normalmente o solo jadeará/boqueará. Cuando hablamos de *jadeos/boqueos*, nos referimos a respiraciones agónicas. Las respiraciones agónicas se presentan frecuentemente en los primeros minutos posteriores a un paro cardíaco súbito.

Cuando una persona jadea/boquea, toma aire muy rápido. Podría abrir la boca y mover la mandíbula, la cabeza o el cuello.

Los jadeos/boqueos pueden sonar como un resoplido, ronquido o gemido. Los jadeos/boqueos pueden parecer forzados o débiles. Puede transcurrir un tiempo entre jadeos/boqueos porque normalmente siguen un ritmo lento.

El jadeo/boqueo no es una respiración regular ni normal. Es un signo de paro cardíaco en alguien que no responde.

Reanimación cardiopulmonar (RCP)

RCP es la sigla de reanimación cardiopulmonar. Cuando el corazón de una persona se para repentinamente, la realización de la RCP puede duplicar o incluso triplicar las posibilidades de supervivencia.

La RCP se compone de 2 habilidades:

- Realización de compresiones
- Realización de ventilaciones

Una compresión es el acto de comprimir fuerte y rápido en el tórax. Las compresiones torácicas provocan el bombeo de la sangre al cerebro y al corazón. Para practicar RCP se realizan ciclos de 30 compresiones y 2 ventilaciones.

Consulte el apartado "RCP y DEA" de este libro para obtener más información.

Desfibrilador externo automático (DEA)

DEA son las iniciales de desfibrilador externo automático. Es un dispositivo portátil ligero que puede detectar un ritmo cardíaco anormal que requiere el tratamiento con una descarga. Un DEA puede administrar una descarga para recuperar un ritmo normal.

Cuando preste primeros auxilios necesitará conseguir el kit de primeros auxilios y a veces un DEA. Debe haber DEA en la oficina central de una empresa, en zonas muy transitadas de un edificio, en una sala de descanso o en una zona de alto riesgo, como un gimnasio, en cualquier lugar en el que la mayoría de la gente los vea y tenga acceso a ellos en caso de emergencia.

Es muy importante que tenga conocimiento de la ubicación del kit de primeros auxilios y del DEA más próximos para que pueda prestar la mejor ayuda posible a alguien que esté enfermo o lesionado.

Adultos, niños y lactantes

En este libro se presentan las habilidades y acciones de Heartsaver específicas para ayudar a un adulto, niño o lactante enfermo o lesionado hasta la llegada del siguiente nivel asistencial. Para los fines de este curso, usamos las siguientes definiciones de edad:

Adulto	Adolescente (a partir del comienzo de la pubertad) y mayor
Niño	De 1 año hasta la pubertad
Lactante	Menos de 1 año

Los signos de pubertad incluyen la presencia de vello en el tórax o en las axilas en varones y desarrollo mamario en mujeres.

Trate como un adulto a cualquier persona que tenga signos de pubertad. En caso de duda sobre si alguien es un adulto o un niño, proporcione atención de emergencia como si fuera un adulto.

Llame al número local de emergencias

En este curso decimos "llame al número local de emergencias".

En caso de emergencia, utilice el teléfono que se encuentre más disponible para llamar al número local de emergencias. Podría ser su teléfono móvil o el de alguien que acuda a ayudar. En algunos casos puede ser necesario que utilice otro tipo de teléfono. Después de llamar al número local de emergencias, asegúrese de que el teléfono está en modo altavoz, si es posible, para que la persona que proporciona la atención de emergencia pueda hablar con el operador telefónico de emergencias.

Apartado 1: Conceptos básicos de primeros auxilios

Temas tratados

Los temas tratados en este apartado son:

- Obligaciones, funciones y responsabilidades de los rescatadores de primeros auxilios
- Pasos de los primeros auxilios

Cuando lea y estudie este apartado, preste especial atención a estas 2 habilidades que se le pedirá que demuestre durante el curso:

- Quitarse los guantes protectores
- Averiguar el problema

Obligaciones, funciones y responsabilidades de los rescatadores de primeros auxilios

El trabajo de algunas personas puede implicar la práctica de los primeros auxilios. Por ejemplo, durante el desempeño de su labor, los cuerpos de seguridad, bomberos, auxiliares de vuelo, socorristas y guardas forestales podrían tener que auxiliar a una posible víctima. En sus días libres, depende de ellos decidir si quieren ayudar o no.

Es importante para usted saber que puede averiguar datos privados sobre la persona a la que está ayudando. Respete la confidencialidad de la información privada. Comparta información sobre una persona enferma o lesionada únicamente con el personal de emergencias cuando asuman el control de la situación.

Sus funciones en el SEM

Sus funciones como rescatador son:

- Reconocer que existe una emergencia
- Confirmar que la escena es segura para usted y la persona enferma o lesionada
- Llamar al número local de emergencias
- Prestar cuidados a la víctima hasta que llegue ayuda especializada y asuma el control

Al llamar al número local de emergencias se activa la red de personal de emergencias o servicios de emergencias médicas (SEM). Pedir ayuda rápidamente en el transcurso de una emergencia puede salvar una vida.

Decidir si prestar primeros auxilios

Prestar primeros auxilios podría ser un requisito de las funciones de su trabajo. Si es así, deberá ayudar mientras esté en su turno de trabajo. No obstante, en sus días libres, depende de usted auxiliar o no.

Ofrecerse a prestar primeros auxilios

Cuando se encuentre con una persona enferma o herida y esta responda, preséntese como entrenado en primeros auxilios antes de tocarla. Pregúntele si desea su ayuda. Todo el mundo tiene derecho a rehusar.

Ofrecerse a prestar primeros auxilios

☐ Cuando se encuentre con una persona enferma o herida y esta responda, preséntese como entrenado en primeros auxilios antes de tocarla.

☐ Pregúntele si desea su ayuda.
- Si la víctima acepta, inicie los primeros auxilios.
- Si la persona rehúsa, llame al número local de emergencias y permanezca con ella hasta que llegue la ayuda.
- Si la víctima está aturdida o no responde, dé por hecho que desearía su ayuda.

Mantenimiento del kit de primeros auxilios

Una de las responsabilidades de una persona que presta primeros auxilios es mantener el kit de primeros auxilios. Es importante que este kit contenga todo lo que necesitará para las emergencias más frecuentes.

Consulte el "Apartado 6: Recursos para primeros auxilios" para ver una lista de lo que habitualmente contiene un kit. Es posible que su kit de primeros auxilios sea diferente; compare su contenido con la lista para ver si es necesario añadir elementos adicionales. Asegúrese de reabastecerlo después de cada emergencia.

Mantenimiento del kit de primeros auxilios

☐ Guarde los materiales en un contenedor resistente y hermético con una etiqueta identificativa.

☐ Sepa dónde está el kit de primeros auxilios.

☐ Reponga el material utilizado para que el kit siempre esté listo para la próxima emergencia.

☐ Compruebe el kit al principio de cada turno de trabajo. Confirme si hay algún suministro caducado y asegúrese de que está completo y listo para una emergencia.

Leyes del Buen Samaritano

Si tiene dudas sobre las consecuencias legales de prestar o no primeros auxilios, debe saber que muchos países disponen de leyes del Buen Samaritano que protegen a cualquier persona que preste primeros auxilios. Como pueden variar de una región a otra, asegúrese de comprobar el alcance de estas leyes en su región.

Pasos fundamentales de primeros auxilios

Siga los siguientes pasos fundamentales de primeros auxilios en cada emergencia:

- Evalúe la escena.
- Llame para pedir ayuda.
- Tome las precauciones universales.
- Averigüe el problema.
- Proteja la privacidad de la víctima.

Evalúe la escena

En primer lugar, compruebe que la escena es segura. Preste atención a cualquier peligro para usted, la víctima o cualquier persona que esté cerca.

Este es un paso importante. Hágalo cada vez que preste ayuda. Continúe evaluando la escena mientras presta primeros auxilios para ser consciente de cualquier cosa que pudiera cambiar y hacer que la escena sea insegura. No podrá ayudar a nadie si usted resulta herido.

El primero paso en cualquier acción de primeros auxilios es asegurarse de que la escena es segura.

Preguntas para evaluar la escena

Cuando mire a su alrededor, hágase estas preguntas:

	Pregunta	Explicación
Peligro	¿Hay algún peligro para usted o para la persona enferma o lesionada	Traslade a una persona lesionada solo si está en peligro o si es necesario para prestar los primeros auxilios o la RCP de forma segura.
Ayuda	¿Hay alguien más que pueda ayudar?	Si lo hay, pida a alguien que llame al número local de emergencias. Si no hay nadie cerca, llame usted mismo.
Quién	¿Quién está enfermo o lesionado?	¿Puede decir cuántas personas están lesionadas y qué ha pasado?
Dónde	¿Dónde está?	Debe poder dar indicaciones de su lugar exacto, en especial al operador telefónico de emergencias. Si hay otros testigos presenciales en la escena, envíe a uno de ellos a encontrarse con el personal de emergencias para que los guíe hasta la escena.

Cuando evalúe la necesidad de primeros auxilios, es importante conocer cuándo y cómo telefonear para pedir ayuda. Al llamar al número local de emergencias se activa la red de personal del SEM.

Asegúrese de conocer la ubicación más próxima de un teléfono de emergencias (Figura 1). Con frecuencia, el kit de primeros auxilios y el DEA se guardan en la misma ubicación que el teléfono de emergencias.

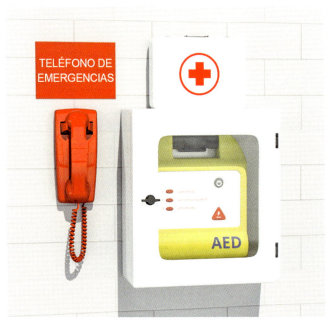

Figura 1. Conozca la ubicación del teléfono más cercano que deberá usar en caso de emergencia. También debe saber dónde se guarda el kit de primeros auxilios y el DEA.

Cuándo telefonear para pedir ayuda

Su empresa puede tener instrucciones sobre cuándo debe llamar al número local de emergencias.

Por regla general, debe llamar al número local de emergencias y pedir ayuda si alguien está muy grave o no está seguro de cómo actuar ante una emergencia.

Algunos ejemplos de cuándo debe llamar al número local de emergencias son si la persona enferma o herida:

- No responde cuando se le habla o toca
- Siente molestias en el pecho, lo que puede ser un signo de ataque cardíaco
- Presenta signos de accidente cerebrovascular
- Tiene problemas de respiración
- Tiene una quemadura o lesión grave
- Tiene una hemorragia grave
- Tiene convulsiones
- No puede mover parte del cuerpo repentinamente
- Ha recibido una descarga eléctrica
- Ha estado expuesta a sustancias tóxicas

Más adelante, en este libro, encontrará más información sobre los signos y acciones de primeros auxilios para estas emergencias médicas y por lesiones.

Cómo telefonear para pedir ayuda

También es importante que sepa cómo telefonear para pedir ayuda desde su ubicación. ¿Sabe cómo activar el teléfono de emergencias en su lugar de trabajo? Por ejemplo, ¿es necesario marcar el 9 para obtener línea exterior o hay un número interno al que llamar que notificará a los rescatadores que están in situ?

Para este curso, diremos "llame al número local de emergencias".

Anote el teléfono de emergencias en su Guía de referencia rápida, en el kit de primeros auxilios y cerca del teléfono. También debería anotarlo aquí.

Anote aquí su teléfono de emergencias:

_____

Quién debe llamar para pedir ayuda

Si hay otras personas disponibles, puede pedir a alguien que llame al número local de emergencias y que consiga el kit de primeros auxilios y un DEA. Si está solo y tiene teléfono móvil, puede llamar al número local de emergencias y poner el teléfono en modo altavoz para que pueda seguir las instrucciones del operador telefónico de emergencias. Esto es un resumen:

Si está	Entonces
Solo	☐ Pida ayuda. ☐ Si nadie responde y la víctima necesita atención inmediata y tiene teléfono móvil, llame al número local de emergencias y ponga el teléfono en modo altavoz. ☐ El operador telefónico de emergencias le dará instrucciones adicionales, por ejemplo, para prestar primeros auxilios, realizar RCP o usar un DEA.
Acompañado	☐ Permanezca con la persona enferma o lesionada y prepárese para dar primeros auxilios o RCP si sabe cómo. ☐ Pida a alguien que llame al número local de emergencias y que consiga el kit de primeros auxilios y un DEA si se dispone de alguno. ☐ Pida a la persona que ponga el teléfono en modo altavoz para que usted pueda recibir instrucciones adicionales del operador telefónico de emergencias.

Siga las instrucciones del operador telefónico de emergencias

Cuando esté al teléfono con el operador telefónico de emergencias, no cuelgue hasta que el operador se lo diga. Responder a sus preguntas no retrasará la llegada de la ayuda. Esté siempre atento a su entorno (conocer la dirección de su ubicación ayudará al personal de emergencias de emergencias a llegar más rápido).

Tome las precauciones universales

Una vez evaluada la seguridad de la escena, hay precauciones universales que debe tomar. Se dice que estas precauciones son *universales* porque debe tratar la sangre y todos los líquidos corporales como si contuvieran gérmenes que pudieran causar enfermedades.

Equipo de protección individual

Su kit de primeros auxilios incluye un equipo de protección individual (EPI), como protección ocular y guantes médicos. Mientras esté prestando primeros auxilios, estos ayudan a mantenerle seguro frente a la sangre y líquidos corporales, como la saliva y la orina. El kit de primeros auxilios contiene una mascarilla para realizar ventilaciones en caso de que sea necesario practicar RCP.

Puesto que algunas personas son alérgicas al látex o han desarrollado sensibilidad al látex que puede causar reacciones graves, debe usar guantes que no contengan látex si es posible.

Acciones para cumplir las precauciones universales

Realice las siguientes acciones para protegerse usted mismo de enfermedades y lesiones:

Acciones para cumplir las precauciones universales

☐ Lleve un EPI siempre que sea necesario (Figura 2).
- Lleve guantes de protección siempre que preste primeros auxilios.
- Lleve protección ocular si la persona enferma o lesionada está sangrando.

☐ Elimine el equipo desechable que haya estado en contacto con la sangre o líquidos corporales que contengan sangre en una bolsa para residuos biológicos (Figura 3) o según los requisitos de su lugar de trabajo.

☐ Para desechar la bolsa para residuos biológicos, siga el plan de la empresa establecido al efecto.

☐ Después de quitarse correctamente los guantes, lávese las manos con abundante agua y jabón durante 20 segundos.

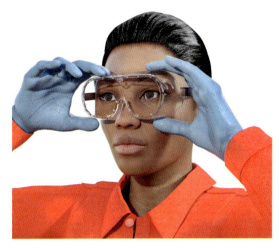

Figura 2. Lleve guantes de protección siempre que realice primeros auxilios y protéjase los ojos si la persona enferma o lesionada está sangrando.

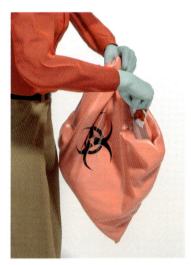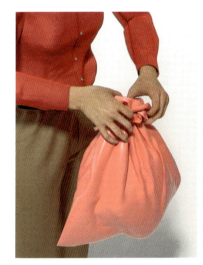

Figura 3. Tire el equipo desechable que haya estado en contacto con líquidos corporales, incluidos los guantes, en una bolsa para residuos biológicos si dispone de alguna. Deseche la bolsa según los procedimientos de la empresa.

Acciones ante una exposición a la sangre

Debe llevar el EPI siempre que sea posible. Sin embargo, si la sangre entra en contacto con su piel, o le salpica en los ojos o la boca, haga lo siguiente:

Acciones ante una exposición a la sangre
☐ Quítese los guantes.
☐ Lávese de inmediato las manos y la zona de contacto con abundante agua y jabón durante 20 segundos.
☐ Enjuáguese los ojos, la nariz o el interior de la boca con abundante agua si los líquidos corporales le han salpicado en alguna de estas zonas.
☐ Póngase en contacto con un profesional de la salud lo antes posible.

Quítese correctamente los guantes de protección

Debido al riesgo de infección, usar y quitarse los guantes de protección correctamente es importante cuando se trata de su seguridad y de la de los demás.

Deseche siempre los guantes de protección correctamente para que nadie más que se ponga en contacto con la bolsa para residuos biológicos se exponga a la sangre o a los líquidos corporales.

Acciones para quitarse los guantes protectores

Esta es la forma correcta de quitarse los guantes protectores (Figura 4):

Acciones para quitarse los guantes protectores
☐ Agarre un guante por el puño y tire hacia abajo para hacerlo salir del revés (Figura 4A).
☐ Sosténgalo con la otra mano (aún cubierta por el guante) (Figura 4B).
☐ Coloque 2 dedos de la mano desnuda dentro del puño del guante que aún permanece en la otra mano (Figura 4C).
☐ Tire hacia abajo para que salga dándose la vuelta y envolviendo al primer guante (Figura 4D).
☐ Si hay restos de sangre o material que contenga sangre en los guantes, deséchelos correctamente. • Eche los guantes en una bolsa para residuos biológicos. • Si no tiene ninguna bolsa para residuos biológicos, eche los guantes en una bolsa de plástico que se pueda cerrar antes de desecharla.
☐ Lávese bien las manos. Debe lavarse siempre las manos después de quitarse los guantes, por si acaso han entrado en contacto con sangre o líquidos corporales.

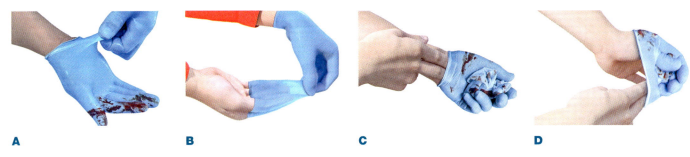

A **B** **C** **D**

Figura 4. Cómo quitarse los guantes correctamente sin tocarlos por fuera.

Practique una buena higiene de manos

Incluso aunque haya estado llevando guantes de protección, debe lavarse siempre las manos por si acaso han entrado en contacto con sangre o líquidos corporales. Además, una buena higiene ayuda a prevenir la propagación de gérmenes. Lavarse bien las manos es una de las protecciones más importantes que puede realizar frente a las infecciones.

Acciones para lavarse bien las manos

Acciones para lavarse bien las manos

☐ Lávese las manos con agua limpia del grifo (tibia si es posible) y jabón.

☐ Frótese las manos e insista en toda la superficie de las manos y dedos durante al menos 20 segundos (Figura 5).

☐ Enjuáguese las manos con abundante agua del grifo.

☐ Séquese las manos con papel absorbente o un secador de aire. Si es posible, use papel absorbente para cerrar el grifo.

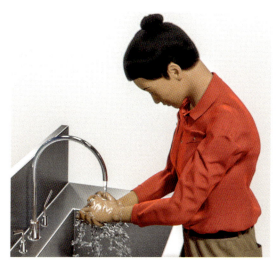

Figura 5. Lávese bien las manos con jabón y abundante agua tras quitarse los guantes.

Uso de solución desinfectante de manos

Si no puede lavarse las manos inmediatamente, utilice una solución desinfectante de manos. Frótese las manos para que el desinfectante cubra dorso y palma de manos y dedos. A continuación, deje que se seque el desinfectante al aire.

Tan pronto como pueda, lávese las manos con agua y jabón.

Averigüe el problema

Antes de prestar primeros auxilios debe evaluar a la persona enferma o lesionada para averiguar cuál es el problema.

- Compruebe si la víctima responde o no (Figura 6). Si la víctima no responde, compruebe la respiración.
- Si la persona respira y no necesita primeros auxilios inmediatamente, busque cualquier signo obvio de lesión, como hemorragia, fracturas óseas, quemaduras o mordeduras.
- Busque colgantes o pulseras identificativas de un problema de salud (Figura 7). Este accesorio le informará de cualquier enfermedad grave de la persona.
- Siga las acciones descritas en la sección "Acciones para averiguar el problema".

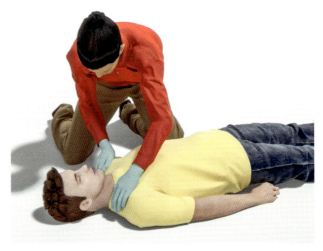

Figura 6. Compruebe si la víctima responde o no. Golpéele ligeramente y pregunte en voz alta: "¿Está bien?".

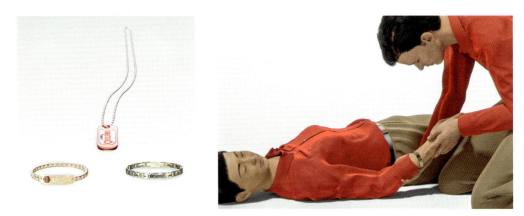

Figura 7. Busque algún colgante, pulsera o similar identificativo de un problema de salud.

Acciones para averiguar el problema

A continuación se enumeran los pasos que le ayudarán a averiguar cuál es el problema. Aparecen en orden de importancia, con el paso más importante al principio de la lista.

Acciones para averiguar el problema
☐ Compruebe que la escena es segura.
☐ Compruebe si la persona responde. Acérquese a la víctima, golpéele ligeramente y pregunte en voz alta: "¿Está bien? ¿Está bien?"

Si la víctima *responde*	Si la víctima *no responde*
☐ Pregunte cuál es su problema.	☐ Pida ayuda y llame al número local de emergencias. • Llame o pida a alguien que llame al número local de emergencias y que consiga un kit de primeros auxilios y un DEA. • Si está solo y tiene teléfono móvil, póngalo en modo altavoz y llame al número local de emergencias. Vaya usted mismo a conseguir el kit de primeros auxilios y el DEA.

(continuación)

(continuación)

Si la víctima *responde*	Si la víctima *no responde*
☐ Si la persona solo se mueve, gime o se queja, pida ayuda. Llame o pida a alguien que llame al número local de emergencias y que consiga un kit de primeros auxilios y un DEA.	☐ Compruebe la respiración. • Si la víctima respira con normalidad, permanezca con ella hasta que llegue ayuda especializada. Compruebe si hay lesiones y colgantes o pulseras informativas de un problema de salud. • Si la víctima no respira con normalidad o solo jadea/boquea, inicie la RCP y utilice un DEA. Consulte el apartado "RCP y DEA" de este libro.
☐ Compruebe la respiración. • Si la persona respira y no necesita primeros auxilios inmediatamente, busque cualquier signo obvio de lesión, como hemorragia, fracturas óseas, quemaduras o mordeduras. • Busque algún colgante o pulsera identificativo de un problema de salud. Este accesorio le informará de cualquier enfermedad grave de la persona.	☐ Permanezca con la víctima hasta que llegue ayuda especializada.

Tenga cuidado cuando mueva a una persona enferma o lesionada

Cuando preste primeros auxilios debería preguntarse: "¿Debo mover a una persona enferma o lesionada?"

Generalmente la respuesta es no. Esto es especialmente importante si sospecha que la víctima puede tener una lesión pélvica o medular.

No obstante, hay otras ocasiones en las que la víctima debe moverse, como por ejemplo las siguientes:

- Si la zona no es segura para usted o la persona enferma o lesionada, trasládela a un lugar seguro.
- Si una persona no responde y respira con normalidad, puede ponerla de lado. Poniéndola de lado puede ayudar a mantener abierta la vía aérea en caso de que vomite.

Una forma de mover a alguien es arrastrarla por la ropa (Figura 8). Ponga las manos sobre los hombros de la víctima, agárrela de la ropa y tire de ella hasta un sitio seguro.

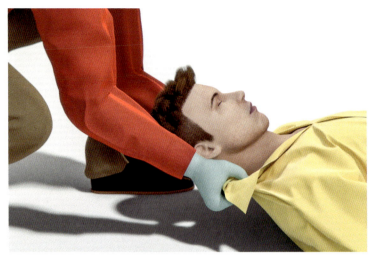

Figura 8. Tirar de los hombros es una forma de mover a una persona enferma o lesionada.

Proteja la privacidad de la víctima

Como rescatador, podría averiguar datos privados sobre la persona a la que está ayudando, por ejemplo, sus enfermedades. Proporcione toda la información sobre la persona enferma o lesionada al personal del SEM. Si está en su lugar de trabajo, facilite también esta información al supervisor del plan de emergencias de su empresa. Quizá deba completar un informe para su empresa.

Si se produce una emergencia en su lugar de trabajo, no debe compartir esta información con ningún otro compañero de trabajo. Respete la confidencialidad de los datos privados.

Conceptos básicos de primeros auxilios: Preguntas de repaso

Pregunta	Notas

1. Al prestar primeros auxilios, debe:
 	
  a. Ponerse el EPI
 	
  b. Llevar el EPI solo si atiende a un desconocido
 	
  c. Despreocuparse por el EPI, solo importa lavarse las manos
 	
  d. Usar guantes de tela para protegerse las manos	

2. Cuando llame para pedir ayuda, debe permanecer al habla con el operador telefónico de emergencias hasta que:
 	
  a. Lleguen personas más entrenadas.
 	
  b. El operador telefónico de emergencias le diga que puede colgar	

(continuación)

(continuación)

Pregunta	Notas

3. Después de prestar primeros auxilios en su lugar de trabajo:
 	
  a. Puede contar a todos lo que ha pasado
 	
  b. No puede hablar del tema con los compañeros de trabajo; no revele aspectos privados
 	
  c. Puede comentarle a un periodista sobre el incidente
 	
  d. Puede comentar el incidente solo con sus compañeros de trabajo inmediatos	

4. Debe lavarse las manos durante al menos
 	
  a. 10 segundos
 	
  b. 15 segundos
 	
  c. 20 segundos
 	
  d. 3 minutos	

5. ¿En cuál de las siguientes opciones deberá fijarse cuando evalúe la escena? *(rodee con un círculo todo lo que proceda)*:
 	
  a. Peligros para usted y el resto de personas
 	
  b. Cuántas personas están enfermas o lesionadas
 	
  c. Dónde está el lugar
 	
  d. Dónde está el teléfono más cercano	

6. Deberá reponer los materiales que use del kit de primeros auxilios. Verdadero Falso	

Respuestas: 1. a, 2. b, 3. b, 4. c, 5. Todas, 6. Verdadero

19

Apartado 2: Emergencias médicas

Algunas situaciones suponen una amenaza para la vida. Actuar rápidamente puede ayudar a una persona a seguir con vida.

Al nivel más básico, las personas necesitan respirar y mantener el bombeo de sangre en su organismo. Con algún conocimiento, los rescatadores a menudo pueden ayudar a la gente a hacer exactamente eso.

En este apartado estudiaremos las acciones de primeros auxilios para emergencias médicas, incluidos problemas respiratorios, atragantamiento grave, ataque cardíaco y accidente cerebrovascular.

Sus acciones en los primeros minutos cuando ve los signos de cualquiera de estas condiciones pueden ayudar a salvar una vida.

Temas tratados

Los temas tratados en este apartado son:

- Problemas respiratorios
- Atragantamiento
- Reacciones alérgicas
- Ataque cardíaco
- Desvanecimiento
- Diabetes e hipoglucemia
- Accidente cerebrovascular
- Convulsiones

Cuando lea y estudie este apartado, preste especial atención a esta habilidad que se le pedirá que demuestre durante el curso:

- Uso de un inyector precargado de adrenalina

Problemas respiratorios

Una persona podría sufrir una obstrucción leve o grave de la vía aérea. Los problemas respiratorios también son comunes en las personas con un ataque cardíaco, un accidente cerebrovascular o determinadas lesiones.

Asma

El asma es una enfermedad de la vía aérea. Una persona que está sufriendo una crisis asmática tendrá problemas para respirar.

Signos de problemas respiratorios

Puede distinguir si alguien tiene problemas respiratorios si esa persona:

- Respira muy rápido o muy lento
- Tiene problemas con cada respiración
- Respira de forma ruidosa, oye un sonido o silbido cuando inhala o espira
- Solo es capaz de emitir sonidos o articular unas pocas palabras entre respiración y respiración

Alguien con una enfermedad que implique problemas respiratorios, como el asma, suele conocer su problema y sabe qué hacer. A menudo lleva un medicamento en inhalador que puede ayudarlo a respirar más fácilmente minutos después de usarlo.

A veces, el problema para respirar es tan grave que necesita ayuda para usar el inhalador. Por esta razón, debe estar preparado para montar el inhalador y ayudarle a usarlo.

Montaje y uso del inhalador

Los inhaladores se componen de dos partes: la cámara del medicamento y la boquilla. Cuando una persona no puede respirar bien, se puede colocar un espaciador para que le resulte más fácil inhalar el medicamento (Figura 9).

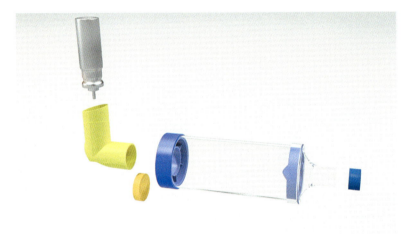

Figura 9. Las partes de un inhalador son la cámara del medicamento, la boquilla y el espaciador.

Acciones para montar y usar un inhalador

Siga estos pasos para montar y usar un inhalador:

Acciones para montar y usar un inhalador

Para montar un inhalador:

☐ En primer lugar, agite el medicamento.

☐ Coloque la cámara del medicamento dentro de la boquilla.

☐ Quite la tapa de la boquilla.

☐ Coloque un espaciador si se dispone de alguno y sabe cómo hacerlo.

Para ayudar a alguien a usar un inhalador pídale que haga lo siguiente:

☐ Inclinar la cabeza ligeramente hacia atrás y espirar lentamente.

☐ Colocar el inhalador o el espaciador en la boca (Figura 10).

☐ Pulsar en la cámara del medicamento.

☐ Inspirar profunda y lentamente.

☐ Aguantar la respiración durante unos 10 segundos.

☐ A continuación, espirar lentamente.

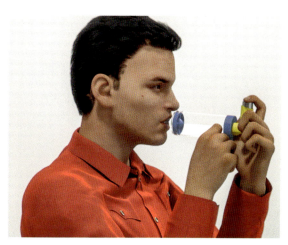

Figura 10. Uso de un inhalador con un espaciador.

Acciones para ayudar a alguien con problemas respiratorios

Si alguien tiene problemas respiratorios, siga estos pasos:

Acciones para ayudar a alguien con problemas respiratorios

☐ Compruebe que la escena es segura.

☐ Pregunte a la persona si necesita ayuda. Si la necesita, pregúntele si tiene algún medicamento.

☐ Si lo tiene, déselo. A continuación, monte el inhalador y ayúdele a usarlo.

(continuación)

(continuación)

☐ Llame al número local de emergencias si:
- No tiene el medicamento
- No mejora tras administrarle el medicamento
- Su respiración empeora
- Se presentan problemas para hablar
- Deja de responder

☐ Quédese hasta que llegue ayuda especializada y asuma el control.

Atragantamiento en un adulto, un niño o un lactante

Puntos de aprendizaje

En esta sección aprenderá a evaluar si alguien tiene una obstrucción leve o grave de la vía aérea y cómo actuar para ayudar.

Descripción general

El atragantamiento se produce por algún alimento u otro objeto que queda atorado en la vía aérea. El objeto puede bloquear la vía aérea e impedir que llegue aire a los pulmones.

El atragantamiento en adultos suele estar causado por alimentos. El atragantamiento en niños puede estar causado por alimentos u otro objeto.

Obstrucción leve o grave de la vía aérea

Evalúe la obstrucción y actúe

La obstrucción de la vía aérea que causa el atragantamiento puede ser leve o grave. Si es grave, actúe rápidamente. Extraiga el objeto para que la persona pueda respirar.

Aquí se describe cómo evaluar si alguien tiene una obstrucción leve o grave de la vía aérea y qué debe hacer:

	Si alguien	Entonces
Obstrucción leve de la vía aérea	• Puede hablar o hacer ruidos • Tose ruidosamente	• Sitúese junto a la víctima y deje que tosa. • Si le preocupa la respiración de la víctima, llame al número local de emergencias.
Obstrucción grave de vía aérea	• No puede respirar, hablar ni hacer ruidos *o* • Tiene tos silenciosa *o* • Realiza el signo de atragantamiento	• Sea rápido. • Siga los pasos para ayudar a un adulto, niño o lactante con una obstrucción grave de la vía aérea.

Signo de atragantamiento

Si alguien no puede respirar por un atragantamiento, podría indicárselo con el signo de atragantamiento, que es agarrarse el cuello con una o ambas manos (Figura 11).

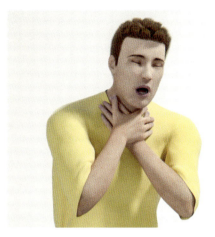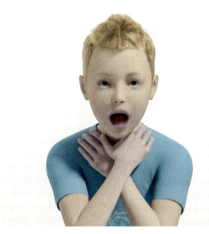

Figura 11. El signo de atragantamiento: agarrarse el cuello con una o ambas manos.

Cómo ayudar a un adulto, niño o lactante que tiene una obstrucción grave de la vía aérea

Ante una obstrucción grave de la vía aérea de un adulto, niño o lactante, hay que comprimir ligeramente por encima del ombligo. Estas compresiones se denominan *compresiones abdominales* o *maniobra de Heimlich.* Con cada compresión, se empuja aire desde los pulmones como una tos. De esta forma, el objeto que obstruye la vía aérea puede moverse o salir expulsado.

Cualquier persona a la que le hayan practicado compresiones abdominales por un atragantamiento debe acudir lo antes posible a un profesional de la salud.

Cómo ayudar a un adulto o niño con una obstrucción grave de la vía aérea

Siga estos pasos para ayudar a un adulto o a un niño que tiene una obstrucción grave de la vía aérea:

Cómo ayudar a un adulto o a un niño con una obstrucción grave de la vía aérea
☐ Si cree que una persona se está atragantando, pregúntele: "¿Se está atragantando? ¿Puedo ayudarla?"
☐ Si asiente con la cabeza, dígale que la va a ayudar.
☐ Arrodíllese o póngase detrás de la víctima (dependiendo de su propio tamaño y el de la víctima). Rodéela desde atrás con los brazos en torno a la cintura, de tal forma que sus manos queden delante.
☐ Cierre una mano en puño.
☐ Coloque el puño (por la parte del pulgar) ligeramente por encima del ombligo y bastante por debajo del esternón.
☐ Sujete el puño con la otra mano y comprima rápido y hacia arriba en el abdomen (Figura 12).
☐ Realice compresiones hasta que el objeto salga expulsado y la persona pueda respirar, toser o hablar, o hasta que deje de responder.

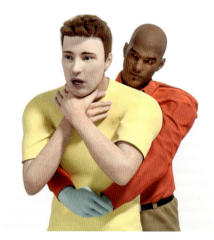
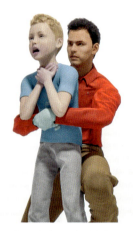

Figura 12. Realización de compresiones abdominales (maniobra de Heimlich).

**Cómo ayudar a
una embarazada o
a un adulto o niño
corpulento con una
obstrucción grave
de la vía aérea**

Si la persona con obstrucción grave de la vía aérea es una embarazada o un adulto corpulento, realice compresiones torácicas en lugar de compresiones abdominales.

Siga estos pasos para ayudar a una embarazada, a un adulto corpulento o a un niño con obstrucción que tiene un bloqueo grave de la vía aérea:

> ### Cómo ayudar a una embarazada, o a un adulto o niño corpulento con una obstrucción grave de la vía aérea
>
> ☐ Si no puede rodearle la cintura completamente con los brazos, realice compresiones en el tórax (compresiones torácicas) en lugar de en el abdomen.
>
> ☐ Rodee por las axilas y coloque las manos sobre la mitad inferior del esternón.
>
> ☐ Tire hacia atrás para realizar compresiones torácicas (Figura 13).

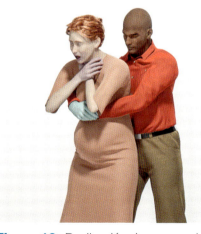
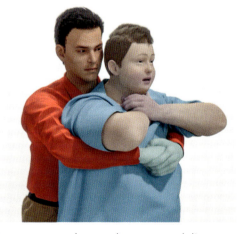

Figura 13. Realización de compresiones torácicas a una embarazada, o a un adulto o niño corpulento con una obstrucción grave de la vía aérea

**Cómo ayudar a
un lactante con
obstrucción grave
de la vía aérea**

Si un lactante sufre una obstrucción grave de la vía aérea, dele palmadas en la espalda y comprímale en el tórax para que expulse el objeto. *A un lactante atragantado, dé solo palmadas en la espalda y comprima en el tórax.* La realización de compresiones en el abdomen del lactante puede causar daños graves.

Siga estos pasos para ayudar a un lactante que tiene una obstrucción grave de la vía aérea:

Cómo ayudar a un lactante con una obstrucción grave de la vía aérea
☐ Sujete al lactante en brazos y colóquelo boca abajo. Sostenga la cabeza y la mandíbula del lactante con la mano.
☐ Dele 5 palmadas en la espalda con la base de la otra mano, entre los omóplatos (Figura 14A).
☐ Si el objeto no sale tras las 5 palmadas, ponga boca arriba al lactante sujetándole la cabeza.
☐ Realice 5 compresiones torácicas con los 2 dedos de la otra mano, comprimiendo en el mismo punto donde practica la RCP (Figura 14B).
☐ Repita alternando 5 palmadas en la espalda y 5 compresiones torácicas hasta que el lactante respire, tosa o llore, o bien hasta que no responda.

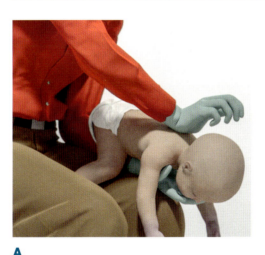 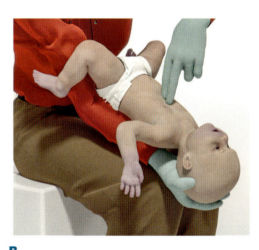

A   **B**

Figura 14. Cómo ayudar a un lactante que tiene una obstrucción grave de la vía aérea. **A,** Palmadas en la espalda. **B,** Compresiones torácicas.

Ayudar a un adulto, niño o lactante atragantado que no responde

Si no logra que salga el objeto que obstruye la vía aérea, la víctima dejará de responder. Practique siempre la RCP a cualquier persona que no responde y no respire con normalidad o solo jadee/boquee. La realización tanto de compresiones como de ventilaciones es muy importante para alguien con una obstrucción grave de la vía aérea que no responde.

Aprenderá cómo practicar RCP y usar un DEA en el apartado "RCP y DEA" de este libro.

Recuerde	No responde + No respira o solo jadea/boquea = **Practicar RCP**

Cómo ayudar a un adulto atragantado que no responde

Siga estos pasos para ayudar a un adulto con una obstrucción grave de la vía aérea que no responde:

Cómo ayudar a un adulto atragantado que no responde
☐ Pida ayuda.
☐ Llame o pida a alguien que llame al número local de emergencias y que consiga un DEA. Ponga el teléfono en modo altavoz para que pueda hablar con el operador telefónico de emergencias.
☐ Practique la RCP empezando con compresiones.
☐ Tras cada serie de 30 compresiones, abra la vía aérea y realice ventilaciones.
☐ Mire dentro de la boca. Si ve algún objeto en la boca, sáquelo.
☐ Realice 2 ventilaciones y, a continuación, repita 30 compresiones.
☐ Continúe con la RCP hasta que • la víctima se mueva, hable, parpadee o reaccione de cualquier otra forma • llegue ayuda especializada y asuma el control

Recuerde

Cada vez que abra la vía aérea para realizar las ventilaciones, busque el objeto en la parte posterior de la garganta. Si ve algún objeto en la boca, sáquelo.

No realice un barrido digital a ciegas. Esto podría provocar que el objeto se introdujera más en la vía aérea.

Cómo ayudar a un niño o lactante atragantado que no responde

Un niño o lactante que tiene una obstrucción grave de la vía aérea y que no responde necesita RCP inmediata. Si está solo y no tiene teléfono móvil, es importante que practique primero 5 ciclos de 30 compresiones y 2 ventilaciones. Después deje al niño y vaya a llamar al número local de emergencias y conseguir un DEA si hay uno disponible.

Siga estos pasos para ayudar a un niño o lactante con una obstrucción grave de la vía aérea que no responde:

Cómo ayudar a un niño o lactante atragantado que no responde
☐ Pida ayuda. Asegúrese de que el niño o el lactante está tendido de espaldas, en una superficie plana y firme.
☐ Inicie la RCP, llame al número local de emergencias y consiga un DEA. *Si alguien acude a ayudar y tiene teléfono móvil* • Pídale que llame al número local de emergencias con el teléfono móvil, que lo ponga en modo altavoz y que vaya a conseguir un DEA mientras usted inicia la RCP.

(continuación)

(continuación)

Cómo ayudar a un niño o lactante atragantado que no responde

Si alguien acude a ayudar y no tiene teléfono móvil

- Pídale que llame al número local de emergencias y que vaya a conseguir un DEA mientras usted inicia la RCP.

Si está solo y tiene teléfono móvil o un teléfono cerca

- Llame al número local de emergencias y ponga el teléfono en modo altavoz mientras inicia la RCP.
- Realice 5 ciclos de 30 compresiones y 2 ventilaciones.
- Vaya a conseguir un DEA*.
- Vuelva con el niño o el lactante y continúe con la RCP.

Si está solo y no tiene teléfono móvil

- Realice 5 ciclos de 30 compresiones y 2 ventilaciones.
- Llame al número local de emergencias y consiga un DEA*.
- Vuelva con el niño o el lactante y continúe con la RCP.

*Si el niño pequeño o el lactante no está lesionado y está usted solo, tras 5 ciclos de 30 compresiones y 2 ventilaciones, puede llevárselo en brazos a llamar al número local de emergencias y conseguir un DEA.

☐ Practique la RCP.

- Realice ciclos de 30 compresiones y 2 ventilaciones.
- Tras cada serie de 30 compresiones, abra la vía aérea para dar ventilaciones.
- Mire dentro de la boca (Figura 15). Si ve algún objeto en la boca, sáquelo.
- Realice 2 ventilaciones.

☐ Continúe con la RCP y mirando dentro de la boca después de cada ciclo de compresiones hasta que

- el niño o el lactante se mueva, llore, hable, parpadee o reaccione de algún otro modo
- llegue ayuda especializada y asuma el control

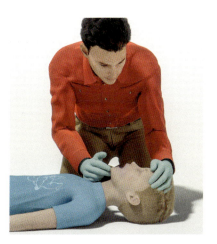

Figura 15. Mire si hay objetos en la boca.

Reacciones alérgicas

Las alergias son muy frecuentes. Una reacción alérgica grave puede convertirse rápidamente en una emergencia médica.

Algunas cosas que pueden causar una reacción alérgica grave son:

- Huevos
- Maníes
- Chocolate
- Algunos medicamentos
- Mordeduras o picaduras de insecto, especialmente picaduras de abeja

Reacción alérgica leve y grave

Una reacción alérgica puede ser leve o grave. Sin embargo, una reacción que parece leve puede volverse grave en cuestión de minutos. Estos son algunos signos de reacciones alérgicas leves y graves:

Reacción alérgica leve	Reacción alérgica grave
• Tos persistente, estornudos y picor de ojos	• Problema de respiración
• Picores en la piel	• Rostro y lengua hinchados
• Erupciones, enrojecimiento de la piel (ronchas)	• Signos de shock

Inyector precargado de adrenalina para una reacción alérgica grave

La adrenalina es un fármaco que puede detener una reacción alérgica grave. Se puede conseguir con prescripción en un dispositivo autoinyectable denominado *inyector precargado de adrenalina*. Se recomienda encarecidamente a las personas que saben que tienen reacciones alérgicas graves que lleven consigo en todo momento inyectores precargados de adrenalina.

Existen 2 tipos de inyectores precargados de adrenalina, los accionados por resorte y los electrónicos. Son diferentes para niños y para adultos. Por tanto, asegúrese de estar usando el dispositivo prescrito correcto.

Si una persona tiene un inyector precargado de adrenalina, normalmente sabrá cómo y cuándo usarlo. Puede ayudarle a administrarse la inyección si se ha entrenado para ello y en su empresa o región está permitido. La inyección de adrenalina se aplica en el lado del muslo.

Cómo usar un inyector precargado de adrenalina

Una reacción alérgica grave puede poner en riesgo la vida. Siga estos pasos para ayudar a alguien con signos de reacción alérgica grave a usar su inyector precargado de adrenalina:

☐ Siga las instrucciones del inyector. Asegúrese de sostener el inyector en el puño. No toque ninguno de los extremos para que la aguja no se salga. Puede poner la inyección a través de la ropa o sobre la piel desnuda.

☐ Retire el tapón de seguridad (Figura 16A).

☐ Sujete la pierna en su sitio con firmeza justo antes y durante la inyección. Presione la punta del inyector con fuerza en el lateral del muslo de la víctima, a media altura entre la rodilla y la cadera (Figura 16B).

☐ Para los inyectores EpiPen y EpiPen Jr, deje el inyector aplicado durante 3 segundos. Es posible que otros inyectores deban aplicarse durante hasta 10 segundos. Familiarícese con las instrucciones del fabricante del tipo de inyector que esté utilizando.

☐ Tire recto para quitar el inyector, sin poner los dedos en el extremo por el que lo ha aplicado en el muslo de la persona.

☐ La persona que pone la inyección o la persona que la recibe debe frotar el punto de inyección durante unos 10 segundos.

☐ Anote la hora de la inyección. Entregue el inyector al personal de emergencias para que lo desechen correctamente.

☐ Llame al número local de emergencias si la persona no mejora o si la llegada de ayuda especializada se demora más de 10 minutos. Considere administrar una segunda dosis, si dispone de ella.

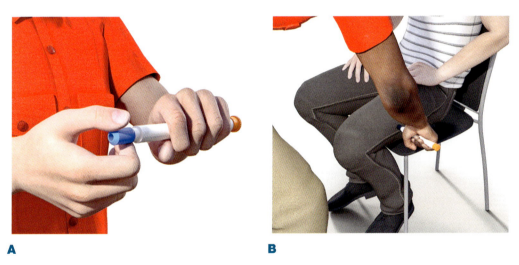

A   **B**

Figura 16. Uso de un inyector precargado de adrenalina. **A.** Quite el tapón de seguridad. **B.** Presione la punta del inyector con fuerza en el lateral del muslo de la víctima, a media altura entre la rodilla y la cadera.

Eliminación correcta del inyector precargado de adrenalina

Es importante desechar correctamente las agujas para que nadie se pinche. Siga las directrices de eliminación de objetos cortantes de su empresa. Si no sabe qué hacer, entregue la aguja a alguien que conozca mejor los procedimientos.

Si es posible, conserve una muestra del agente que provocó la reacción.

Las cardiopatías son la causa principal de muerte en el mundo.

Si alguien tiene signos de un ataque cardíaco, actúe y llame inmediatamente al número local de emergencias, incluso aunque la víctima no quiera. Los primeros minutos de un ataque cardíaco son decisivos. Es cuando se puede empeorar o incluso fallecer. Además, muchos de los tratamientos para un ataque cardíaco serán más efectivos si se administran rápidamente.

Si una persona dice que tiene dolor en el pecho, asegúrese de que esté tranquila y descanse. Es preferible que esa persona no acuda sola al hospital. Permanezca con ella hasta que llegue ayuda especializada y asuma el control.

Es por la vida

Es por la educación

Las cardiopatías son la primera causa de muerte en el mundo, con más de 17 millones de fallecimientos al año. Por ello, la AHA transforma continuamente sus soluciones de entrenamiento a medida que avanza la ciencia y promueve la idea de que cada uno de nosotros puede ayudar a salvar una vida.

Diferencia entre el ataque cardíaco y el paro cardíaco

La gente emplea a menudo los términos *paro cardíaco súbito* y *ataque cardíaco* como si fuesen sinónimos, pero no lo son.

- *El paro cardíaco súbito* es un problema de "ritmo". Sucede cuando el corazón presenta una alteración y deja de latir inesperadamente.
- Un *ataque cardíaco* es un problema de "coágulo". Se produce cuando un coágulo bloquea el flujo sanguíneo.

Paro cardíaco súbito

El paro cardíaco súbito se produce por un ritmo cardíaco anormal. Este ritmo anormal hace que el corazón tiemble y deje de bombear sangre al cerebro, pulmones y otros órganos.

Al cabo de unos segundos, la persona no responde, no respira o solo jadea o boquea. Si la víctima no recibe tratamiento inmediato para salvar su vida, fallece en cuestión de minutos.

Ataque cardíaco

Un ataque cardíaco se produce cuando el suministro sanguíneo que se dirige a parte del músculo cardíaco se bloquea por un coágulo. Generalmente, durante un ataque cardíaco, el corazón continúa bombeando sangre.

Una persona que tiene un ataque cardíaco puede sentir molestia o dolor en el pecho. Puede sentirse una molestia en uno o ambos brazos, el cuello, la mandíbula o la espalda entre los omóplatos.

Cuanto más tiempo transcurra sin que la persona que sufre un ataque cardíaco reciba tratamiento, mayor es el posible daño ocasionado al músculo cardíaco. En ocasiones, el músculo cardíaco dañado desencadena un ritmo anormal que puede derivar en un paro cardíaco súbito.

Signos de un ataque cardíaco

Entre los signos típicos de ataque cardíaco se incluyen los siguientes:

Molestia torácica	La mayoría de los ataques cardíacos se manifiestan mediante molestias en el centro del tórax que pueden durar unos minutos o ser intermitentes. Pueden ser en forma de presión, opresión o dolor.
Molestia en otras partes del cuerpo	También pueden aparecer molestias en otras partes del torso. Entre los síntomas se encuentran dolor o molestias en uno o ambos brazos, la espalda, el cuello, la mandíbula o el estómago.
Otros signos	Otros signos del ataque cardíaco son: respiración entrecortada (con o sin molestia torácica), sudores fríos, náuseas o mareos.

Signos menos típicos en mujeres, ancianos y personas con diabetes

Es muy probable que las mujeres, los ancianos y las personas con diabetes presenten signos menos típicos de un ataque cardíaco. Estos pueden ser:

- Un dolor en el pecho, ardor de estómago o indigestión
- Molestias en espalda, mandíbula, cuello u hombro
- Respiración entrecortada
- Náuseas o vómito

Admitir molestias

A muchas personas les cuesta admitir que sus molestias pueden deberse a un ataque cardíaco. Suelen decir lo siguiente:

- "Tengo muy buena salud".
- "No voy a molestar al médico por nada".
- "No quiero asustar a mi mujer".
- "¡Qué vergüenza si no es un ataque cardíaco!"

Si sospecha que alguien está sufriendo un ataque cardíaco, actúe rápidamente y llame al número local de emergencias inmediatamente. No lo dude, incluso si la víctima no quiere admitir que tiene molestias.

Acciones para ayudar a alguien con signos de ataque cardíaco

Siga estos pasos si alguien tiene algún signo de posible ataque cardíaco:

Acciones para ayudar a alguien con signos de ataque cardíaco
☐ Asegúrese de que la persona permanece tranquila y calmada. Llame o pida a alguien que llame al número local de emergencias.
☐ Encargue a alguien que busque el kit de primeros auxilios y un DEA si hay alguno.
☐ Si la víctima no tiene alergia a la aspirina, no presenta hemorragia grave y no tiene signos de accidente cerebrovascular, haga que mastique y trague 1 aspirina para adulto o 2 aspirinas de dosis baja. • Si la persona que presta los primeros auxilios no está segura o no está cómoda administrando aspirina, no debería animar a la persona a tomar aspirina.
☐ Si luego la víctima no responde, prepárese para realizar la RCP.

Desvanecimiento

El desvanecimiento es un periodo breve de tiempo, normalmente inferior a un minuto, en el que una persona deja brevemente de responder y luego parece que está bien. A menudo, una persona que sufre un desvanecimiento se marea y luego no responde.

Un desvanecimiento puede producirse cuando alguien:

- Está sin moverse durante largo tiempo, particularmente si hace calor
- Tiene una cardiopatía
- Está agachado o doblado y se incorpora repentinamente
- Recibe malas noticias

Acciones para ayudar a una persona que sufre un desvanecimiento

Siga estos pasos si alguien se marea pero aún responde:

Acciones para ayudar a una persona que sufre un desvanecimiento
☐ Ayúdele a tenderse en el suelo.
☐ Llame al número local de emergencias si la víctima no mejora o no responde.
☐ Si luego la víctima no responde, realice la RCP.

Acciones para ayudar a una persona que se ha desvanecido y responde

Siga estos pasos si una persona se desvanece y luego comienza a responder:

☐ Dígale que continúe tendido en el suelo hasta que se pueda sentar y se sienta bien.

☐ Busque lesiones si ha llegado a caerse de golpe.

☐ Llame al número local de emergencias.

Diabetes e hipoglucemia

La diabetes es una enfermedad que afecta al nivel de azúcar en sangre. Una cantidad de azúcar demasiado alta o baja causa problemas. Algunas personas con diabetes usan medicamentos, como la insulina, para regular los niveles de azúcar.

Se puede producir hipoglucemia si una persona con diabetes no come o vomita, no ha comido lo suficiente para su nivel de actividad o se ha inyectado demasiada insulina.

Signos de hipoglucemia en una persona con diabetes

Si la glucemia de una persona es demasiado baja, puede cambiar su comportamiento. Los signos de hipoglucemia pueden aparecer rápidamente. Cuando una persona con diabetes tiene hipoglucemia, puede:

- Estar irritable o confusa
- Tener hambre, sed o estar débil
- Tener sueño
- Sudar

En algunos casos, podría incluso tener una convulsión.

Acciones para ayudar a una persona que tiene hipoglucemia y que responde

Siga estos pasos si la víctima responde y muestra signos de hipoglucemia:

Acciones para ayudar a una persona que tiene hipoglucemia y que responde

Si la víctima no puede sentarse ni tragar:

☐ Llame o pida a alguien que llame al número local de emergencias. No ofrezca a la víctima nada de comida ni bebida.

Si la víctima puede sentarse y tragar:

☐ Pídale que coma o beba algo con azúcar que pueda restablecerle rápidamente los niveles de glucemia. Podrían ser comprimidos de glucosa, jugo de naranja, un caramelo masticable o de goma, fruta deshidratada o leche entera

☐ Haga que se siente o se recueste.

☐ Si la víctima no mejora en 15 minutos, llame al número local de emergencias.

Accidente cerebrovascular

El accidente cerebrovascular es otra emergencia médica para la que puede necesitar utilizar sus habilidades de primeros auxilios. Los accidentes cerebrovasculares se producen cuando la sangre deja de fluir a parte del cerebro. Esto puede ocurrir si un vaso sanguíneo del cerebro se obstruye o se rompe.

Si se trata a los afectados de accidente cerebrovascular en las primeras horas, en muchos de ellos se puede reducir el daño y mejorar la recuperación. Por tanto, es importante reconocer rápidamente los signos del accidente cerebrovascular y buscar atención médica de inmediato.

Signos de alarma del accidente cerebrovascular

Puede utilizar el método FAST ("rápido" en inglés) para reconocer y recordar los signos de alarma del accidente cerebrovascular. *FAST* equivale a "Face" (cara), "Arms" (brazos), "Speech" (habla) y "Time" (tiempo).

F	*Face drooping (**Cara caída**):* ¿Tiene un lado de la cara caído o entumecido?
A	*Arm weakness (**Debilidad en el brazo**):* ¿Tiene un brazo débil o entumecido?
S	*Speech difficulty (**Dificultad para hablar**):* ¿Habla arrastrando las palabras?
T	*Time (**Tiempo**) para llamar al número local de emergencias:* Si alguien muestra alguno de estos síntomas, llame inmediatamente al número local de emergencias.

Acciones para ayudar a una persona que puede haber sufrido un accidente cerebrovascular

Siga estos pasos si cree que alguien está sufriendo un accidente cerebrovascular:

Acciones para ayudar a una persona que puede haber sufrido un accidente cerebrovascular

☐ Llame o pida a alguien que llame al número local de emergencias y que consiga un kit de primeros auxilios y un DEA.

☐ Anote la hora en que se dieron los primeros signos.

☐ Quédese hasta que llegue ayuda especializada y asuma el control.

☐ Si luego no responde y no respira con normalidad o incluso jadea/boquea, practique la RCP.

Convulsiones

La convulsión se produce por una actividad eléctrica anormal en el cerebro. La mayoría de las convulsiones cesan en pocos minutos y con frecuencia son causadas por una enfermedad denominada epilepsia. Las convulsiones también obedecen a: traumatismo craneoencefálico, hipoglucemia, problemas relacionados con el calor, intoxicación o paro cardíaco súbito.

Signos de una convulsión

Los signos de una convulsión pueden variar. Algunas personas que están teniendo una convulsión pueden:

- Perder el control muscular
- Sacudir brazos, piernas y a veces otras partes del cuerpo
- Caerse al suelo
- Dejar de responder

Sin embargo, no todas las convulsiones se asemejan a esto. Otras personas pueden dejar de responder y tener la mirada fija.

Durante la convulsión, una persona puede morderse la lengua, la mejilla o la boca. Espere a que se recupere antes de tratar cualquier lesión. Tras las convulsiones, es normal responder de forma lenta o confusa, o incluso quedarse dormido.

Precaución

La acción de primeros auxilios más importante para una persona que está sufriendo una convulsión es protegerla de posibles lesiones.

Hay algunos mitos sobre qué debe hacerse para ayudar a alguien con convulsiones. Algunos solo ocasionan lesiones en lugar de ayudar. En este libro y durante el curso se analiza la información correcta sobre cómo ayudar a una persona que está sufriendo una convulsión.

Acciones para ayudar a una persona que está sufriendo una convulsión

Siga estos pasos para ayudar a alguien durante una convulsión:

Acciones para ayudar a una persona que está sufriendo una convulsión
☐ Quite muebles u otros objetos.
☐ Coloque una pequeña almohada o toalla bajo la cabeza de la persona.
☐ Llame al número local de emergencias y consiga el kit de primeros auxilios.

Acciones para ayudar a una persona después de una convulsión

Siga estos pasos para ayudar a alguien después de una convulsión:

Acciones para ayudar a una persona después de una convulsión
☐ Compruebe rápidamente si la víctima responde y respira.
☐ Quédese hasta que llegue ayuda especializada y asuma el control. • Si respira con dificultad debido al vómito o fluidos en la boca, póngala de costado. • Si no responde y no respira con normalidad o solo jadea/boquea, realice la RCP.

Hemorragia por la boca Si la víctima se ha mordido la lengua, la mejilla o la boca y está sangrando, preste primeros auxilios después de la convulsión. Consulte "Hemorragia por la boca" en el "Apartado 4: Emergencias por lesiones".

Emergencias médicas: Preguntas de repaso

Pregunta	Notas
1. Al realizar las compresiones abdominales en un adulto atragantado, debe: a. Colocar las manos junto a la garganta b. Colocar las manos junto al abdomen inferior, en la parte izquierda c. Colocar el lado del pulgar de su puño un poco por encima del ombligo y muy por debajo del esternón	
2. Entre los signos de reacción alérgica grave se incluyen la dificultad respiratoria, hinchazón en rostro y lengua y pérdida de la capacidad de respuesta. Verdadero Falso	
3. Alguien con _____ suele estar consciente y puede hablar, pero tiene molestias, como dolor o presión en el pecho. a. Accidente cerebrovascular b. Convulsiones c. Ataque cardíaco	
4. Los signos de alarma de _____ incluyen hormigueo repentino o debilidad de los músculos del rostro, brazos o piernas, sobre todo localizados en uno de los lados del cuerpo. a. Desvanecimiento b. Accidente cerebrovascular c. Ataque cardíaco d. Convulsiones	
5. Si alguien con hipoglucemia responde y puede sentarse y tragar, le daremos de beber o comer algo dulce. Verdadero Falso	

Respuestas: 1. c, 2. Verdadero, 3. c, 4. b, 5. Verdadero

Apartado 3: Emergencias por lesiones

Las lesiones que se discuten en esta sección son las que se puede encontrar con más probabilidad. En algunos casos, la lesión puede no parecer urgente, pero algunas lesiones pueden agravarse si no se tratan.

Temas tratados

Los temas tratados en este apartado son:

- Hemorragia externa
- Heridas
- Hemorragia interna
- Lesión medular y cervical, y traumatismos craneoencefálicos
- Fracturas óseas y esguinces
- Lesiones por electricidad y quemaduras

Cuando lea y estudie este apartado, preste especial atención a las habilidades que se le pedirá que demuestre durante el curso:

- Control de la hemorragia mediante presión directa y vendaje
- Entablillado (opcional)

Hemorragia externa

Las hemorragias pueden ser externas o internas. Una hemorragia se puede convertir rápidamente en una amenaza para la vida si no se controla.

Una hemorragia grave se produce cuando un vaso sanguíneo grande se corta o desgarra. Cuando esto ocurre, una persona puede perder grandes cantidades de sangre en minutos.

Una hemorragia leve se produce por rasguños o cortes de poca gravedad. La mayoría de las hemorragias se pueden detener mediante presión. Es importante mantener la calma. Las hemorragias suelen parecer más alarmantes de lo que en realidad son.

Apósito frente a vendaje

Muchas personas confunden los términos *apósito* y *vendaje*. Aquí se explica lo que significan y cómo funcionan juntos:

- Un *apósito* es un material limpio aplicado directamente sobre una herida para detener una hemorragia. Puede ser una gasa o cualquier trozo de tela limpio.
- Un *vendaje* es un material usado para proteger o cubrir una parte del cuerpo lesionada. Un vendaje también sirve para mantener la presión en la herida.

Si hace falta, puede sujetar los apósitos con un vendaje (Figura 17).

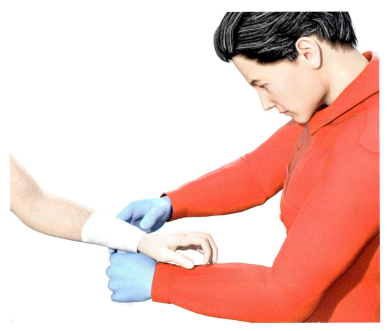

Figura 17. Colocación de un vendaje sobre un apósito.

Cuándo llamar al número local de emergencias por una hemorragia

Llame o pida a alguien que llame al número local de emergencias si:

- La hemorragia es grande
- No puede detener la hemorragia
- Ve signos de shock
- Sospecha de una lesión medular o cervical, o de traumatismo craneoencefálico
- No está seguro de qué hacer

Control de la hemorragia mediante presión directa y vendaje

Acciones para controlar una hemorragia

Siga estos pasos para ayudar a alguien que tiene una hemorragia:

Acciones para controlar una hemorragia
☐ Compruebe que la escena es segura.
☐ Envíe a alguien a buscar el kit de primeros auxilios.
☐ Póngase el EPI.
☐ Si es posible, haga que la víctima se aplique presión directa sobre la herida mientras usted se pone el EPI.

(continuación)

(continuación)

Acciones para controlar una hemorragia

☐ Aplique apósitos del kit de primeros auxilios. Aplique presión directa sobre los apósitos en la zona de la hemorragia. Use la parte plana de los dedos o la palma de la mano (Figura 18).

☐ Si no se detiene la hemorragia, será necesario que añada un segundo apósito y presione más fuerte. No retire un apósito una vez colocado porque podría provocar que la herida sangre más. Siga apretando la herida hasta que se detenga la hemorragia.

☐ Una vez detenida la hemorragia o si no puede mantener la presión sobre la herida, ponga un vendaje sobre los apósitos.

☐ En el caso de cortes de poca gravedad, lave la zona con agua y jabón. A continuación, aplique un apósito a la herida.

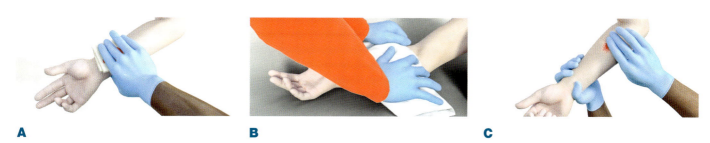

A **B** **C**

Figura 18. Control de hemorragias. **A.** Un apósito puede ser una o más gasas. **B.** Puede ser cualquier otro trozo de tela limpio. **C.** Si no tiene ningún apósito, apriete con la mano protegida por el guante.

Usar un torniquete

Si un brazo o una pierna tienen una hemorragia importante que no se puede detener apretando directamente sobre la herida, puede usar un torniquete. Debe asegurarse de llamar al número local de emergencias y conseguir un DEA, si está disponible, ya que una hemorragia no controlada puede causar más complicaciones.

El kit de primeros auxilios debería contener un torniquete prefabricado. Incluye una correa para rodear el brazo o la pierna de la persona lesionada y un objeto recto semejante a una vara denominado torno, que se usa para apretar el torniquete. Si se aplica correctamente, un torniquete debería detener la hemorragia.

Los torniquetes aplicados correctamente causan dolor al detener la hemorragia.

Cuando coloque el torniquete, anote la hora y déjelo hasta que alguien más cualificado llegue y asuma el control.

Acciones para aplicar un torniquete prefabricado

Siga estos pasos para aplicar el torniquete prefabricado de su kit de primeros auxilios (Figura 19):

Acciones para aplicar un torniquete prefabricado
☐ Compruebe que la escena es segura.
☐ Llame al número local de emergencias y consiga el kit de primeros auxilios (si no lo tiene ya) y un DEA.
☐ Póngase el EPI.
☐ Si es posible, coloque el torniquete unos 5 cm (2 pulgadas) por encima de la lesión.
☐ Apriete el torniquete hasta que la hemorragia se detenga.
☐ Anote la hora en la que se colocó el torniquete a la víctima.
☐ Cuando coloque el torniquete y se haya detenido la hemorragia, déjelo hasta que llegue ayuda especializada y asuma el control.

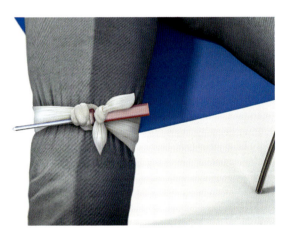

Figura 19. Un torniquete aplicado en una pierna.

Acciones para fabricar y aplicar un torniquete

Si no tiene un torniquete, puede fabricar uno. Siga estas acciones para fabricar y aplicar un torniquete:

Acciones para fabricar y aplicar un torniquete
☐ Compruebe que la escena es segura.
☐ Llame al número local de emergencias y consiga el kit de primeros auxilios (si no lo tiene ya) y un DEA.
☐ Póngase el EPI.
☐ Doble un paño o vendaje a lo largo y con al menos 2,5 cm (1 pulgada) de ancho.

(continuación)

(continuación)

Acciones para fabricar y aplicar un torniquete
☐ Si es posible, coloque el vendaje 5 cm (2 pulgadas) por encima de la lesión.
☐ Ate los extremos del vendaje alrededor de una herramienta de mano pequeña, una vara o algo similar.
☐ Dé vueltas al objeto para apretar el torniquete.
☐ Siga apretando hasta que la hemorragia se detenga.
☐ Asegure la herramienta de mano o la vara para que el torniquete quede apretado.
☐ Anote la hora en la que se colocó el torniquete.
☐ Cuando coloque el torniquete y se haya detenido la hemorragia, déjelo hasta que llegue ayuda especializada y asuma el control.

Shock

La pérdida de una gran cantidad de sangre puede causar un shock. Además de la pérdida de sangre, otros tipos de emergencias pueden causar un shock, como un ataque cardíaco o una reacción alérgica grave.

Signos de shock

Una persona en shock puede:

- Sentirse débil, mareada o desvanecerse
- Sentir nauseas o sed
- Palidecer
- Estar inquieta, nerviosa o confusa
- Tener sudor frío

Acciones para ayudar a una persona en shock

Siga estos pasos para ayudar a una persona en shock (Figura 20):

Acciones para ayudar a una persona en shock
☐ Compruebe que la escena es segura.
☐ Llame al número local de emergencias y consiga el kit de primeros auxilios y un DEA, si se dispone de él.
☐ Ayude a la víctima a tenderse de espaldas.
☐ Cúbrala con una manta para mantenerla caliente.
☐ Compruebe si es necesaria la RCP. Si es así, realice la RCP.

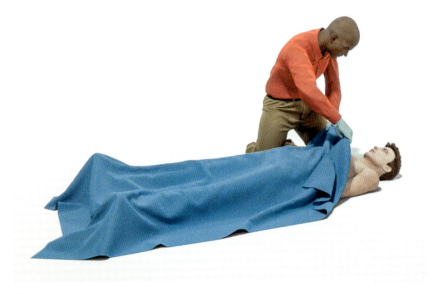

Figura 20. Una persona en shock.

Heridas

Las heridas son emergencias comunes que requieren primeros auxilios. Una herida es una lesión de los tejidos blandos del organismo. Las heridas pueden ser desde leves (como arañazos y pequeños cortes) hasta lesiones más graves.

Hemorragia nasal

Acciones para ayudar a alguien con una hemorragia nasal

Para detener una hemorragia nasal, aplique presión. Siga estos pasos:

Acciones para ayudar a alguien con una hemorragia nasal
☐ Compruebe que la escena es segura.
☐ Póngase el EPI.
☐ Siente a la persona e inclínela hacia adelante.
☐ Apriete la parte blanda de la nariz por ambos lados (Figura 21) con un apósito limpio.
☐ Aplique presión constante durante unos minutos hasta que la hemorragia se detenga. Si la hemorragia continúa, presione más fuerte.
☐ Llame al número local de emergencias si: • La hemorragia no se detiene a los 15 minutos • La hemorragia es abundante, la sangre no para de fluir • La persona lesionada tiene problemas de respiración

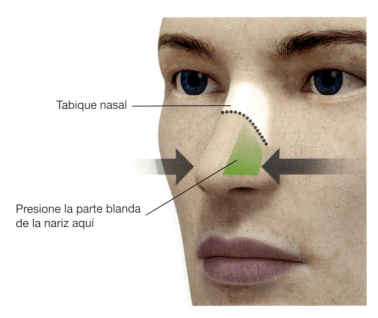

Tabique nasal

Presione la parte blanda
de la nariz aquí

Figura 21. Apretar en ambos lados de las fosas nasales.

Inclinación hacia adelante

Una persona con una hemorragia nasal debe inclinarse hacia adelante (no hacia atrás). Inclinarse hacia atrás no ayuda a detener la hemorragia. Verá menos sangre cuando una persona inclina la cabeza hacia atrás porque la sangre drena por la garganta de la víctima. Tragarse la sangre puede causar vómito.

Hemorragia por la boca

Cuando una persona tiene una lesión en la boca, puede ser grave si hay sangre o dientes rotos que bloquean la vía aérea dificultando la respiración.

Una hemorragia en la boca puede detenerse normalmente con presión.

Acciones para ayudar a alguien con hemorragia en la boca

Siga estos pasos para auxiliar a una persona con hemorragia en la boca:

Acciones para ayudar a alguien con hemorragia en la boca
☐ Compruebe que la escena es segura.
☐ Consiga el kit de primeros auxilios.
☐ Póngase el EPI.
☐ Si la hemorragia procede de la lengua, labio o mejilla, y puede alcanzarla, aplique presión con una gasa o un paño limpio (Figura 22).
☐ Si no ha llamado al número local de emergencias y no puede detener la hemorragia o la víctima tiene problemas respiratorios, llame o pida a alguien que lo haga.

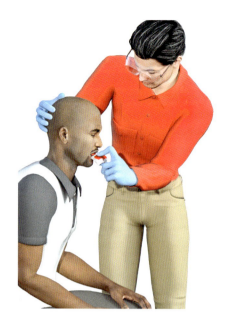

Figura 22. Si la sangre procede de la lengua, el labio o la mejilla, apriete en el lugar de sangrado con un paño limpio o gasa estéril.

Lesiones dentales

Las lesiones en la boca pueden ir acompañadas de dientes rotos, caídos o flojos que pueden llegar a atragantar.

Acciones para ayudar a alguien con una lesión dental

Siga estos pasos cuando auxilie a una persona con una lesión dental:

Acciones para ayudar a alguien con una lesión dental
☐ Compruebe que la escena es segura.
☐ Consiga el kit de primeros auxilios.
☐ Póngase el EPI.
☐ Busque en la boca de la víctima dientes flojos o rotos.
☐ Si el diente está roto, limpie con cuidado la zona lesionada y llame a un dentista.
☐ Si hay algún diente flojo, hágale morder un trozo de gasa para evitar que se caiga y llame a un dentista.
☐ Si el diente se ha salido, un dentista podría volver a implantarlo. Por tanto, cuando lo sujete, hágalo por la corona (la parte superior del diente) (Figura 23). No lo sujete por la raíz.
☐ Aplique presión con una gasa para detener la hemorragia por el hueco del alveolo dental.

(continuación)

(continuación)

Acciones para ayudar a alguien con una lesión dental
☐ Lave la zona donde estaba el diente con solución salina o agua limpia.
☐ Ponga el diente en clara de huevo, agua de coco o leche entera.
☐ Si no dispone de ninguna de ellas, conserve el diente en la saliva de la persona lesionada, no en la boca.
☐ Lleve inmediatamente a la persona lesionada y el diente a un dentista o al servicio de urgencias hospitalario.

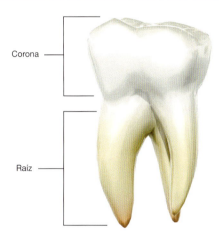

Corona

Raíz

Figura 23. Sujete el diente por la corona.

Lesiones oculares

Las lesiones oculares suelen ser una emergencia que por lo común requiere de primeros auxilios. Cualquier golpe directo, como un puñetazo en el ojo, o un producto químico en el ojo, puede generar grandes problemas. Si el ojo se golpea con algo duro o punzante, llame al número local de emergencias y diga a la víctima que mantenga ambos ojos cerrados.

Signos de una lesión ocular

Los signos de una lesión ocular incluyen:

- Dolor
- Problemas de visión
- Moretones
- Hemorragia
- Enrojecimiento o hinchazón

Acciones para ayudar a alguien con una lesión ocular

Siga estos pasos para ayudar a alguien con una lesión ocular:

Acciones para ayudar a alguien con una lesión ocular

☐ Compruebe que la escena es segura.

☐ Consiga el kit de primeros auxilios.

☐ Póngase el EPI.

☐ Si a una persona le entra algo pequeño en el ojo, como arena, enjuague el ojo con agua abundante.

☐ Llame al número local de emergencias si:
- La arena o el objeto no salen
- La víctima tiene un dolor intenso
- La víctima sigue teniendo problemas para ver bien

☐ Dígale a la víctima que mantenga los ojos cerrados hasta que llegue ayuda especializada y asuma el control.

Acciones para ayudar a alguien con una lesión ocular por sustancia tóxica

Siga estos pasos si a alguien le cae una sustancia química tóxica en el ojo:

Acciones para ayudar a alguien con una lesión ocular por sustancia tóxica

☐ Compruebe que la escena es segura.

☐ Consiga el kit de primeros auxilios.

☐ Póngase el EPI.

☐ Si cae una sustancia química en el ojo, enjuague el ojo con agua abundante (Figura 24). Enjuague durante al menos 15 minutos o hasta que llegue ayuda especializada y asuma el control.
- *Precaución:* Si solo se ha visto afectado un ojo, enjuague inclinando la cabeza hacia el lado del ojo afectado. Intente que al enjuagar la sustancia química no entre en el ojo sano.

☐ Si hay una estación de lavado de ojos cerca o tiene acceso a un kit de lavado de ojos, úselo.

☐ Si no hay nada disponible, utilice agua del grifo, solución salina normal o solución para lentes de contacto.

☐ Llame al número local de emergencias.

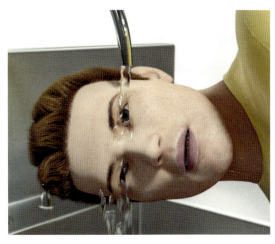

Figura 24. Ayude a la víctima a lavarse los ojos y el rostro en un lavabo con agua del grifo o utilice una estación de lavado de ojos.

Lesiones por objetos punzantes y penetrantes

Las lesiones en el cuerpo por objetos punzantes y penetrantes se tratan de forma diferente a las lesiones con hemorragia más comunes.

Un objeto afilado, como un cuchillo, un clavo o una vara, puede causar una herida si se clava en el cuerpo o perfora la piel. Si el objeto está clavado en el cuerpo, déjelo ahí hasta que un profesional de la salud pueda tratar la lesión. Si lo saca, podría causar más hemorragia y más daño.

Acciones que se deben llevar a cabo en caso de lesión por objeto punzante o penetrante

Siga estos pasos para lesiones por objeto punzante y penetrante:

Acciones que se deben llevar a cabo en caso de lesión por objeto punzante o penetrante
☐ Compruebe que la escena es segura.
☐ Llame o pida a alguien que llame al número local de emergencias y que consiga un kit de primeros auxilios y el DEA.
☐ Póngase el EPI.
☐ Detenga cualquier hemorragia externa. No intente retirar el objeto si está clavado en el cuerpo.

Amputación

Una lesión con hemorragia externa que puede parecer abrumadora es la amputación traumática.

La amputación es la pérdida de parte de un brazo o pierna por un corte o desgarro. Es posible volver a implantar los dedos amputados de manos y pies. Por ello, es importante que conozca las acciones de primeros auxilios en primer lugar para detener la hemorragia usando presión y posiblemente un torniquete y después proteger el miembro amputado.

Acciones para prestar primeros auxilios a una persona con una amputación

Siga estos pasos para auxiliar a una persona con una amputación:

Acciones para prestar primeros auxilios a una persona con una amputación
☐ Compruebe que la escena es segura.
☐ Llame o pida a alguien que llame al número local de emergencias y que consiga un kit de primeros auxilios y el DEA.
☐ Póngase el EPI.
☐ Apriete la zona lesionada para detener la hemorragia. Tendrá que apretar firmemente durante bastante tiempo para detener la hemorragia.
☐ Si encuentra la parte amputada, siga la sección "Acciones para proteger un miembro amputado".

Acciones para proteger un miembro amputado

Siga estos pasos para proteger un miembro amputado:

Acciones para proteger un miembro amputado
☐ Compruebe que la escena es segura.
☐ Enjuague el miembro amputado con agua limpia (Figura 25A).
☐ Cúbralo con un apósito limpio.
☐ Póngalo en una bolsa de plástico hermética (Figura 25B).
☐ Coloque la bolsa en otro recipiente con hielo o hielo y agua (Figura 25C). Etiquételo con el nombre de la persona lesionada, la fecha y la hora.
☐ Asegúrese de que el miembro amputado llega al hospital con la persona lesionada. *Recuerde:* No coloque el miembro amputado directamente sobre hielo porque el frío extremo puede dañarlo.

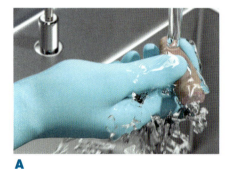 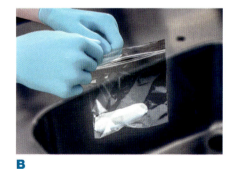 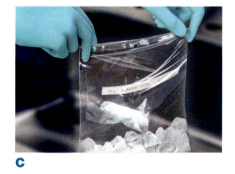

A   B   C

Figura 25. A. Si encuentra el miembro amputado, enjuáguelo con agua limpia. **B.** Si cabe, ponga el miembro amputado en una bolsa de plástico y ciérrela. **C.** Coloque la bolsa en otra bolsa etiquetada con hielo o agua con hielo.

Hemorragia interna

Una hemorragia interna es una hemorragia en el interior del cuerpo. Cuando se produce una hemorragia en el interior del cuerpo, es posible que vea un hematoma bajo la piel o que no pueda ver ningún signo en absoluto. Cuando una hemorragia es interna no se puede decir qué cantidad de hemorragia se ha producido.

Signos de hemorragia interna

Debe sospechar de una hemorragia interna si una persona tiene:

- Lesión por un choque de autos, es atropellada o tras una caída desde altura
- Lesión en el abdomen o el tórax (incluyendo los hematomas ocasionados por el cinturón de seguridad)
- Lesiones deportivas como golpes contra otra persona o traumatismos por un balón
- Dolor en el tórax o abdomen tras una lesión
- Respiración entrecortada tras una lesión
- Tos o vómitos con sangre tras una lesión
- Signos de shock sin hemorragia externa
- Herida por arma blanca o de fuego

Acciones para ayudar a una persona con sospecha de hemorragia interna

Si sospecha de una hemorragia interna, siga estos pasos:

Acciones para ayudar a una persona con sospecha de hemorragia interna
☐ Compruebe que la escena es segura.
☐ Llame o pida a alguien que llame al número local de emergencias y que consiga un kit de primeros auxilios y el DEA.
☐ Póngase el EPI.
☐ Recueste y calme a la víctima.
☐ Busque signos de shock.
☐ Practique la RCP si es necesario.

Lesión medular y cervical, y traumatismo craneoencefálico

Con cualquier tipo de lesión cervical o medular, o traumatismo craneoencefálico, sea cauteloso a la hora de mover a la víctima.

Alguien podría tener un traumatismo craneoencefálico o una lesión cervical o medular si:

- Se ha caído desde altura
- Ha sufrido un golpe fuerte en la cabeza
- Ha sufrido una lesión al zambullirse
- Se ha visto envuelto en un choque de autos
- Conducía una moto o una bicicleta que se vio involucrada en un choque, especialmente si no llevaba casco o el casco se rompió en el choque

Signos de traumatismo craneoencefálico

Si alguien está lesionado, considere un posible traumatismo craneoencefálico si:

- No responde o solo balbucea
- Está somnoliento o confuso
- Vomita
- Tiene problemas para ver, caminar o mover alguna parte del cuerpo
- Tiene convulsiones

Si una persona tiene un traumatismo craneoencefálico que tiene como consecuencia un cambio en el nivel de consciencia, agravamiento de signos o síntomas, u otros motivos de preocupación, un profesional de la salud o el personal del SEM deben evaluarla lo antes posible. Llame al número local de emergencias si la víctima no responde.

Una persona con estos signos no debe practicar deportes, conducir un coche, montar en bicicleta ni trabajar con maquinaria pesada hasta que un profesional de la salud diga que puede hacerlo.

Conmoción cerebral

Una conmoción cerebral es un tipo de traumatismo craneoencefálico. Las conmociones cerebrales normalmente se deben a caídas, choques de vehículos de motor y lesiones deportivas. Una conmoción cerebral puede producirse cuando la cabeza o el cuerpo se golpean tan fuerte que el cerebro se mueve dentro del cráneo.

Los posibles signos de conmoción cerebral son:

- Sensación de aturdimiento
- Confusión
- Cefalea
- Náuseas o vómito
- Mareo, inestabilidad o dificultad para mantener el equilibrio
- Visión doble o luces centelleantes
- Pérdida de memoria de acontecimientos ocurridos antes o después de la lesión

Lesión medular

Cuando una persona se cae, es posible que se produzca una lesión en la columna vertebral. La columna vertebral protege la médula espinal.

Debe sospechar de un posible daño medular si una persona lesionada:

- Ha sufrido un choque de coche o bicicleta
- Se ha caído
- Siente hormigueos o no tiene fuerza en las extremidades
- Tiene dolor o molestia en cuello o espalda
- Parece haberse intoxicado o está confuso
- Tiene 65 años de edad o más
- Tiene otras lesiones dolorosas, especialmente en la cabeza o el cuello

Precaución

Cuando una persona tiene una lesión medular, *no le gire la cabeza ni el cuello* a menos que sea necesario hacerlo por cualquiera de los siguientes motivos:

- Poner a la víctima con la cara hacia arriba para practicar RCP
- Sacar a la víctima del peligro
- Cambiar de posición a la víctima por problemas respiratorios o para evitar vómito o fluidos en la boca

Acciones para ayudar a una persona con una posible lesión cervical o medular, o traumatismo craneoencefálico

Siga estos pasos para auxiliar a una persona con posible traumatismo craneoencefálico o lesión medular o cervical:

Acciones para ayudar a una persona con una posible lesión cervical o medular, o traumatismo craneoencefálico
☐ Compruebe que la escena es segura.
☐ Llame o pida a alguien que llame al número local de emergencias y que consiga un kit de primeros auxilios y el DEA.
☐ Haga que la víctima esté lo más quieta posible. Espere a que llegue ayuda especializada y asuma el control.
☐ No gire la cabeza ni el cuello de la víctima salvo que sea absolutamente necesario.

Con este tipo de lesión es posible que tenga que controlar una hemorragia externa. Por eso es importante conseguir el kit de primeros auxilios. También es importante conseguir el DEA en caso de que la situación de la víctima empeore y necesite practicar RCP antes de que llegue ayuda especializada y asuma el control.

Las lesiones óseas, articulares y musculares son comunes. Pero sin una radiografía, puede resultar imposible confirmar si hay algún hueso roto o si la lesión es un esguince. De cualquier forma, las acciones de primeros auxilios son las mismas.

Acciones que se deben llevar a cabo en caso de una posible fractura ósea o esguince

Siga estos pasos cuando auxilie a alguien con una posible fractura ósea o esguince:

Acciones que se deben llevar a cabo en caso de una posible fractura ósea o esguince
☐ Compruebe que la escena es segura.
☐ Consiga el kit de primeros auxilios.
☐ Póngase el EPI.
☐ Cubra las heridas abiertas con un apósito limpio.
☐ Ponga una toalla encima en la parte lesionada del cuerpo. Ponga una bolsa llena de agua y hielo sobre la toalla que ha colocado encima de la zona lesionada (Figura 26). Deje el hielo durante un máximo de 20 minutos.
☐ Llame al número local de emergencias si: • Hay una herida abierta de tamaño considerable   • La parte del cuerpo lesionada se ha deformado   • No está seguro de qué hacer
☐ Si la víctima siente dolor en la parte del cuerpo lesionada, debe evitar utilizar dicha parte hasta que un profesional de la salud la examine.

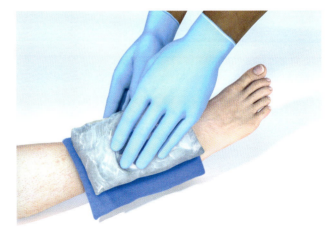

Figura 26. Ponga una bolsa de plástico con hielo y agua en la zona lesionada, con una toalla entre la bolsa de hielo y la piel.

Entablillado

Una férula mantiene inmovilizada una parte del cuerpo. Si un hueso roto ha desgarrado la piel o está doblado, no se debe enderezar. Es necesario proteger la lesión hasta que llegue ayuda especializada y asuma el control.

Precaución

Si la parte lesionada está sangrando, aplique presión directa para detener la hemorragia. Aplique un apósito en la herida antes de entablillar.

No recoloque los miembros doblados ni deformados cuando los entablille. Si un hueso roto ha desgarrado la piel, tape la herida con un apósito limpio y entablille si es necesario.

Acciones para entablillar

Siga estos pasos para entablillar:

Acciones para entablillar
☐ Compruebe que la escena es segura.
☐ Consiga el kit de primeros auxilios.
☐ Póngase el EPI.
☐ Busque algo que pueda servir para inmovilizar la pierna o el brazo lesionados.
☐ Unas toallas o revistas enrolladas, y algunos trozos de madera pueden servir como férulas. Entablille de forma que se reduzca el dolor y se eviten lesiones adicionales. La férula debe sobrepasar la zona lesionada y sujetar las articulaciones que hay por encima y por debajo de la lesión (Figura 27).
☐ Tras cubrir la piel desgarrada con un paño limpio o estéril, ate la férula al miembro lesionado de modo que sujete la zona lesionada.
☐ Use una cinta, apósitos o telas. Debe quedar ajustada pero sin cortar la circulación.
☐ Si usa una férula rígida, como madera, ponga algo suave, como ropas o una toalla.
☐ Inmovilice el miembro hasta que un profesional de la salud pueda examinarlo.

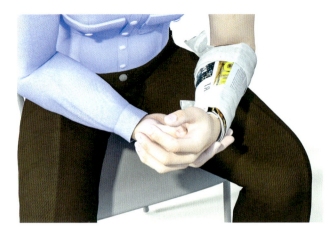

Figura 27. Use un material duro, como una revista enrollada, para entablillar las partes lesionadas del cuerpo.

Acciones para entablillarse uno mismo un brazo

Si no tiene nada que utilizar como férula, una persona puede utilizar su otro brazo para sujetar el brazo lesionado una vez colocado en posición. Siga estos pasos para entablillarse un brazo:

Acciones para entablillarse uno mismo un brazo
☐ Pídale a la persona lesionada que se coloque una mano en el tórax y que se la sujete con el otro brazo.

Lesiones por electricidad y quemaduras

Quemaduras

Las quemaduras son lesiones ocasionadas por el contacto con el calor, la electricidad o sustancias químicas. Específicamente, las quemaduras por calor se producen cuando una persona entra en contacto con una superficie caliente, líquidos calientes, vapor o fuego.

Lo único que se debe aplicar en una quemadura es agua fría y apósitos limpios, no use nunca hielo, ya que puede dañar la zona quemada. Siga cualquier indicación que le dé un profesional de la salud.

Acciones que se deben llevar a cabo en caso de quemaduras pequeñas

Siga estos pasos en caso de quemaduras pequeñas:

Acciones que se deben llevar a cabo en caso de quemaduras pequeñas
☐ Compruebe que la escena es segura.
☐ Consiga el kit de primeros auxilios.
☐ Póngase el EPI.
☐ Enfríe la zona quemada inmediatamente con agua fría, pero no helada, durante al menos 10 minutos (Figura 28).

(continuación)

(continuación)

☐ Si no tiene agua fría, utilice compresas limpias frías, pero no congeladas.

☐ Eche agua fría en la quemadura hasta que deje de doler.

☐ Puede cubrir la zona con un apósito limpio o estéril que no se pegue.

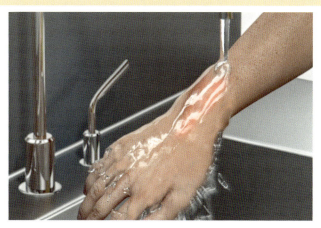

Figura 28. Si es posible, ponga la zona quemada bajo el grifo de agua fría.

Acciones que se deben llevar a cabo en caso de quemaduras grandes

Siga estos pasos en caso de quemaduras grandes:

Acciones que se deben llevar a cabo en caso de quemaduras grandes

☐ Compruebe que la escena es segura.

☐ Si hay fuego, la zona de quemadura es grande o no está seguro de qué hacer, llame al número local de emergencias.

☐ Si la persona o su ropa están ardiendo, apague el fuego. Consiga que la víctima se detenga, se tire al suelo y ruede. Después, cúbrala con una manta húmeda.

☐ Cuando el fuego se haya apagado, retire la manta húmeda. Quite con cuidado las joyas y prendas que no estén pegadas a la piel.

☐ En el caso de quemaduras grandes, enfríe la zona quemada inmediatamente con agua fría durante al menos 10 minutos.

☐ Después de enfriar las quemaduras, cúbralas con apósitos estériles o limpios secos no adhesivos.

☐ Tápele con una manta seca.

(continuación)

(continuación)

Acciones que se deben llevar a cabo en caso de quemaduras grandes
☐ Busque signos de shock.
☐ Si una persona tiene una quemadura grande, un profesional de la salud debe examinarla lo antes posible.
☐ Un profesional de la salud puede determinar si es necesario tratamiento adicional.

Lesiones por electricidad

La electricidad puede causar quemaduras tanto en el exterior como en el interior del cuerpo, lesionando los órganos. Al entrar y salir del cuerpo, la electricidad puede causar marcas o heridas. El daño puede ser grave, pero no hay forma de decir cuán grave es en función de las marcas del exterior. Puede incluso detener la respiración o causar un ritmo cardíaco anormal y paro cardíaco mortales.

Si la lesión por electricidad está causada por alta tensión, como un cable caído, notifíquelo inmediatamente a la autoridad competente y llame al número local de emergencias. No entre en la zona ni intente mover los cables hasta que se haya desconectado la corriente.

Precaución

La electricidad puede pasar desde la fuente eléctrica a través de la persona y llegar a usted. Por ese motivo no debe tocar a nadie que esté en contacto con la fuente eléctrica. Desconecte la corriente, pero solo si está capacitado para ello. Con la tensión cortada, podrá tocar a la persona lesionada.

Acciones que se deben llevar a cabo en caso de lesión por electricidad

Siga estos pasos para ayudar a alguien con una lesión por electricidad:

Acciones que se deben llevar a cabo en caso de lesión por electricidad
☐ Compruebe que la escena es segura.
☐ Consiga el kit de primeros auxilios y el DEA.
☐ Póngase el EPI.
☐ Llame al número local de emergencias.
☐ Cuando sea seguro tocar a la persona lesionada, practique la RCP si es necesario.
☐ Cualquier persona que sufra una lesión por electricidad debe someterse al examen de un profesional de la salud tan pronto como sea posible.

Emergencias por lesiones: Preguntas de repaso

Pregunta	Notas
1. Para detener las hemorragias externas, aplique firmemente un apósito o vendaje sobre el lugar de sangrado. Verdadero Falso	
2. *Marque la respuesta correcta con una X.* Alguien con hemorragia nasal se debe inclinar ____ hacia delante. ____ hacia atrás.	
3. *Marque la respuesta correcta con una X.* Si alguien tiene clavado una vara larga o un cuchillo, deberá ____ quitarlo de inmediato. ____ dejarlo y buscar ayuda.	
4. Si alguien se cae y presenta somnolencia, aturdimiento, vómitos o cefalea, es posible que sufra un traumatismo craneoencefálico. Verdadero Falso	
5. Si alguien se tuerce el tobillo, aplique de inmediato una compresa o bolsa caliente sobre la zona durante 20 minutos para reducir la hinchazón. Verdadero Falso	
6. Para tratar una quemadura pequeña en el brazo, enfríe la zona con a. agua tibia. b. hielo aplicado directamente en la piel. c. agua fría pero no helada.	

Respuestas: **1.** Verdadero, **2.** Adelante, **3.** Dejarlo, **4.** Verdadero, **5.** Falso, **6.** c

Apartado 4: Emergencias medioambientales

Puntos de aprendizaje

Los temas tratados en este apartado son:

- Picaduras y mordeduras
- Emergencias térmicas por calor
- Emergencias térmicas por frío
- Emergencias por sustancias tóxicas

Picaduras y mordeduras

Mordeduras de personas y animales

Cuando la mordedura de un animal rasga la piel, la herida puede sangrar e infectarse.

No solo la mordedura es preocupante, también se debe considerar el riesgo de contagio de la rabia por perros o animales salvajes. Entre los animales salvajes, la rabia se notifica con mayor frecuencia en mapaches, mofetas y murciélagos. Los perros mordidos por animales infectados pueden infectarse a su vez.

Además, debido al riesgo de rabia, cualquiera que haya tenido contacto directo con un murciélago o haya estado solo en una habitación con un murciélago debe ponerse en contacto con un profesional de la salud lo antes posible.

Acciones que se deben llevar a cabo en caso de mordedura de una persona o animal

Siga estos pasos para ayudar a una víctima de mordedura de persona o animal:

Acciones que se deben llevar a cabo en caso de mordedura de una persona o animal
☐ Confirme que la escena es segura para usted y para la víctima.
☐ Consiga el kit de primeros auxilios.
☐ Póngase el EPI.
☐ En caso de mordedura de animal, asegúrese de lavar la herida con abundante agua y jabón.
☐ Aplique una bolsa de hielo y agua envuelta en una toalla para contener el hematoma y la hinchazón.
☐ Si hay hematoma o hinchazón, coloque una bolsa de hielo y agua envuelta en una toalla sobre la mordedura durante unos 20 minutos.
☐ Si la mordedura ha rasgado la piel, llame a un profesional de la salud lo antes posible.

Mordeduras de serpiente

Si alguien es mordido por una serpiente, a veces se puede identificar la serpiente por su color o por la marca de la mordedura. Pero en caso de duda, asuma que la serpiente es venenosa.

Los signos de mordeduras de serpientes venenosas son:

- Dolor cada vez mayor en la zona de la mordedura
- Hinchazón localizada
- Náuseas, vómito, sudores o fatiga

Seguridad de la escena y mordeduras de serpiente

Cuando confirme que la escena es segura, actúe con precaución si hay alguna serpiente cerca, incluso si está herida. Apártese y rodee a la serpiente.

Si la serpiente acaba muerta o herida, no la toque. Puede morder incluso si está gravemente herida o a punto de morir.

Acciones que se deben llevar a cabo en caso de mordedura de serpiente

Siga estos pasos para ayudar a una víctima de mordedura de serpiente:

Acciones que se deben llevar a cabo en caso de mordedura de serpiente
☐ Confirme que la escena es segura para usted y para la víctima.
☐ Consiga el kit de primeros auxilios.
☐ Póngase el EPI.
☐ Encargue a algún adulto que aleje al resto de personas de la zona y llame al número local de emergencias.
☐ Pida a la persona lesionada que permanezca lo más tranquila posible y que evite mover la parte del cuerpo afectada.
☐ Quítele las prendas ajustadas y las joyas.
☐ Lave suavemente la zona con agua y jabón.
☐ Mantenga a la víctima tranquila hasta que llegue ayuda especializada y asuma el control.

Picaduras y mordeduras de insectos, abejas y arañas

Las picaduras y mordeduras de insectos solo suelen causar un pequeño dolor, picor e hinchazón localizada. No obstante, las mordeduras de algunos insectos pueden ser graves e incluso mortales si:

- Se padece una reacción alérgica grave a la mordedura o picadura
- Se inyecta veneno en la víctima a través de la picadura o mordedura

Las abejas son los únicos insectos que dejan sus aguijones clavados. Si a usted o a una persona que conoce lo pica una abeja, busque el aguijón y sáquelo.

Acciones para ayudar a una víctima de picadura o mordedura

Siga estos pasos para ayudar a una víctima de picadura o mordedura:

Acciones para ayudar a una víctima de picadura o mordedura
☐ Confirme que la escena es segura para usted y la víctima de picadura o mordedura.
☐ Consiga el kit de primeros auxilios.
☐ Póngase el EPI.
☐ Si a la persona la ha picado una abeja, quite el aguijón y el saco de veneno, pero sin apretarlo, con un objeto con borde afilado, como el borde de una tarjeta de crédito o del carnet de identidad.
☐ Lave la zona de la picadura o mordedura con agua y jabón.
☐ Enfríe la zona durante unos 20 minutos con una bolsa de hielo y agua envuelta en una toalla.
☐ Mantenga en observación a la víctima durante al menos 30 minutos por si presenta algún signo de reacción alérgica grave. Esté preparado para utilizar el inyector precargado de adrenalina de la víctima si es necesario.

Reacciones alérgicas a las picaduras de abeja

Las personas que sufren reacciones alérgicas graves ante las mordeduras o picaduras de insectos suelen llevar un inyector precargado de adrenalina y saben cómo aplicárselo; además algunas llevan un colgante o similar identificativo de su alergia.

Llame o pida a alguien que llame al número local de emergencias y que consiga el kit de primeros auxilios si la persona desarrolla una reacción alérgica grave. Utilice las habilidades que ha aprendido previamente para ayudar a la persona a utilizar el inyector de adrenalina.

Mordeduras de arañas venenosas y picaduras de escorpión

La mordedura de insectos no venenosos puede causar un leve enrojecimiento y picores en la zona. No obstante, la mordedura o picadura de una araña venenosa o un escorpión puede provocar que enferme una persona.

Los signos de las mordeduras de arañas venenosas y de las picaduras de escorpiones son:

- Dolor agudo en el lugar de la picadura o mordedura
- Calambres musculares
- Cefalea
- Fiebre
- Vómito
- Problemas respiratorios
- Convulsiones
- Ausencia de respuesta

Acciones para ayudar a una víctima de mordedura o picadura por una araña venenosa o un escorpión

Si sabe que a alguien lo ha mordido o picado una araña venenosa o escorpión, o tiene los signos mencionados anteriormente tras la mordedura o picadura, siga estos pasos:

Acciones para ayudar a una víctima de mordedura o picadura por una araña venenosa o un escorpión
☐ Confirme que la escena es segura para usted y la víctima de picadura o mordedura.
☐ Consiga el kit de primeros auxilios.
☐ Póngase el EPI.
☐ Llame al número local de emergencias.
☐ Lave la zona de la picadura o mordedura con abundante agua y jabón.
☐ Enfríe la zona con una bolsa de hielo y agua envuelta en una toalla.

Mordeduras de garrapatas

Muchas garrapatas son inofensivas, pero algunas pueden acarrear enfermedades graves. Se encuentran en zonas arboladas y se adhieren a partes expuestas del cuerpo.

Si ve alguna, quítela de inmediato. Cuanto más tiempo esté la garrapata adherida al cuerpo de una persona, más posibilidades tiene de contagiarse una enfermedad.

Acciones para ayudar a una víctima de mordedura de garrapata

Las acciones de primeros auxilios para una mordedura de garrapata comienzan quitándola del cuerpo de la víctima. Siga estos pasos para ayudar a una víctima de mordedura de garrapata:

Acciones para ayudar a una víctima de mordedura de garrapata
☐ Consiga el kit de primeros auxilios.
☐ Póngase el EPI.
☐ Utilice unas pinzas para sujetar la garrapata por la boca o la cabeza, tan cerca de la piel como sea posible.
☐ Evite pellizcarla.
☐ Tire de la garrapata hacia arriba. La garrapata se suelta si tira de ella hasta que la piel se estire y espera unos segundos.
☐ Ponga la garrapata en una bolsa de plástico en caso de que la víctima necesite llevarla consigo cuando solicite atención médica.
☐ Lave la zona de la mordedura con agua y jabón.
☐ Si está en una región en la que se sabe hay enfermedades transmitidas por la garrapata, sugiera a la víctima que acuda a un profesional de la salud lo antes posible.

Picaduras y mordeduras de animales marinos

Al igual que es importante estar al tanto de garrapatas y otros insectos y animales cuando se encuentre al aire libre, es importante estar al tanto de los peces y animales marinos cuando nade en el mar.

Las mordeduras y picaduras de medusa, raya o pez piedra pueden causar dolor, hinchazón, enrojecimiento o hemorragia. Algunas mordeduras y picaduras de animales marinos pueden ser graves e incluso mortales si la persona tiene una reacción alérgica grave a la picadura o al veneno.

Acciones para ayudar a una víctima de mordedura o picadura de animal marino

Siga estos pasos en caso de picadura o mordedura de animal marino:

Acciones para ayudar a una víctima de mordedura o picadura de animal marino
☐ Confirme que la escena es segura para usted y para la víctima.
☐ Consiga el kit de primeros auxilios.
☐ Póngase el EPI.
☐ Mantenga a la persona lesionada tranquila.
☐ Retire los aguijones o tentáculos usando un guante o una toalla.
☐ Si la picadura es de una medusa, enjuague la zona durante al menos 30 segundos con una cantidad abundante de vinagre. Si no se dispone de vinagre, utilice en su lugar una solución de bicarbonato sódico y agua.
☐ Ponga la parte afectada del cuerpo en agua caliente. También puede pedir a la víctima que se dé una ducha con agua tan caliente como pueda soportar durante al menos 20 minutos o mientras persista el dolor.
☐ Llame al número local de emergencias si: • A una persona la ha mordido o picado un animal marino y tiene signos de reacción alérgica grave.   • Una persona sufre una mordedura o picadura estando en una zona en la que se sabe que existen animales marinos venenosos.
☐ Si la mordedura o picadura ha rasgado la piel, acuda a un profesional de la salud.

Emergencias relacionadas con el calor

Deshidratación

Trabajar, entrenar o jugar con calor extremo puede ser peligroso. Si una persona no tiene el debido cuidado, la exposición a ambientes extremadamente calurosos puede causar condiciones que amenazan la vida.

La deshidratación se produce cuando una persona pierde agua o líquidos debido a:

- Exposición al calor
- Exceso de ejercicio

■ Vómito, diarrea, fiebre o baja ingesta de líquidos

Si no hay una respuesta rápida, la deshidratación puede causar un shock.

Signos de deshidratación

Entre los signos de deshidratación ambiental o relacionada con el calor se incluyen:

■ Debilidad

■ Sed o boca seca

■ Mareos

■ Confusión

■ Orinar menos de lo habitual

Acciones que se deben llevar a cabo en caso de deshidratación

Si sospecha que una persona está deshidratada, póngase en contacto con un profesional de la salud inmediatamente. La mejor medida de primeros auxilios en caso de deshidratación es la prevención: asegúrese de que la persona bebe y come lo suficiente para estar hidratada.

Calambres por calor

Los calambres por calor son espasmos musculares dolorosos que se producen con más frecuencia en las pantorrillas, los brazos, los músculos del estómago y la espalda.

Signos de calambres por calor

Los signos de calambres por calor son:

■ Calambres musculares

■ Sudor

■ Cefalea

Los calambres por calor son un signo de que los problemas relacionados con el calor pueden empeorar si la persona no toma medidas.

Acciones para ayudar a una persona con calambres por calor

Siga estos pasos para ayudar a alguien con calambres por calor:

Acciones para ayudar a una persona con calambres por calor
☐ Consiga el kit de primeros auxilios.
☐ Póngase el EPI.
☐ Haga que la persona descanse y se refresque.
☐ Dele de beber algo con azúcar y electrolitos, como jugo o una bebida deportiva, o agua si no hay otra cosa.
☐ Si se tolera, aplique una bolsa con agua y hielo envuelta en una toalla en la zona del calambre durante unos 20 minutos.

Agotamiento por calor

Una condición leve, como son los calambres por calor, puede convertirse rápidamente en agotamiento por calor. Por eso es importante reconocer y prestar primeros auxilios rápidamente en caso de emergencias relacionadas con calor.

Signos de agotamiento por calor

Los signos de agotamiento por calor son similares a los del golpe de calor:

- Náuseas
- Mareos
- Vómito
- Calambres musculares
- Sensación de desmayo o fatiga
- Sudoración abundante

Acciones para ayudar a una persona con agotamiento por calor

Siga estos pasos en caso de agotamiento por calor:

Acciones para ayudar a una persona con agotamiento por calor
☐ Consiga el kit de primeros auxilios.
☐ Póngase el EPI.
☐ Llame al número local de emergencias.
☐ Haga que la persona se recueste en un lugar fresco.
☐ Quítele toda la ropa que sea posible.
☐ Refresque a la persona rociándola agua fresca. Si no tiene un pulverizador con agua fresca, ponga paños húmedos en cuello, axilas e ingles.
☐ Si la persona responde y puede beber, dele de beber algo con azúcar y electrolitos, como jugo o una bebida deportiva, o agua si no hay otra cosa.

Golpe de calor

Las enfermedades relacionadas con el calor pueden progresar rápidamente si no se reconocen y se tratan. El golpe de calor es una condición peligrosa que supone una amenaza para la vida.

Si alguien sufre un golpe de calor, es importante refrescarlo de inmediato, cada minuto cuenta. Si no puede sumergirlo en agua, intente rociarle agua fresca con un pulverizador.

Si empieza a comportarse con normalidad, deje de enfriarlo. Si continúa, podría disminuir su temperatura corporal.

Signos del golpe de calor

Los signos del golpe de calor son:

- Confusión
- Sensación de desmayo o fatiga
- Mareos
- Desvanecimiento
- Náuseas o vómito
- Calambres musculares
- Convulsiones

Acciones para ayudar a una persona con un golpe de calor

Siga estos pasos para ayudar a alguien con un golpe de calor:

Acciones para ayudar a una persona con un golpe de calor
☐ Llame al número local de emergencias.
☐ Ponga a la persona en agua fría hasta el cuello si es posible o rocíelo con agua fría.
☐ Si no responde y no respira con normalidad o solo jadea/boquea, practique la RCP.

Emergencias relacionadas con el frío

Congelación

Suele ocurrir por la exposición a climas fríos, aunque también puede ocurrir en interiores o en el lugar de trabajo si las personas están expuestas a materiales extremadamente fríos, como gases fríos, sin llevar guantes.

Signos de congelación

La congelación afecta a partes del cuerpo expuestas al frío, como dedos de las manos y pies, nariz y orejas.

Los signos de congelación son los siguientes:

- La piel de la zona congelada está de color blanco, céreo o amarillo grisáceo.
- La zona congelada está fría y entumecida.
- La zona congelada está dura, y la piel no se mueve cuando se le presiona.

Acciones para ayudar a una persona con congelación

Siga estos pasos en caso de congelación:

Acciones para ayudar a una persona con congelación
☐ Confirme que la escena es segura para usted y la persona con congelación.
☐ Traslade a la víctima a un lugar cálido.
☐ Consiga el kit de primeros auxilios.
☐ Póngase el EPI.
☐ Llame al número local de emergencias.
☐ Quite la ropa mojada o ceñida y seque el cuerpo con leves palmadas.
☐ Ponga ropa seca a la víctima y tápela con una manta.
☐ Quite de la zona congelada cualquier anillo o brazalete que quede apretado.

Precaución

Estas son cosas que *no debe hacer* en caso de congelación:

- No intente descongelar la zona congelada si cree que puede existir una posibilidad de que el cuerpo se vuelva a congelar antes de que la persona pueda obtener atención médica.
- No frote la zona congelada. Si frota, podría dañarla. Si tiene que tocar la zona, hágalo con cuidado.

Baja temperatura corporal (hipotermia)

Hipotermia es sinónimo de baja temperatura corporal. Permanecer demasiado tiempo bajo una lluvia intensa y fría, u otra situación de humedad y frío, puede causar hipotermia. Alguien puede sufrir de hipotermia incluso si la temperatura exterior está por encima de la temperatura de congelación.

Cuando se produce hipotermia, esta puede causar problemas graves e incluso la muerte.

Signos de baja temperatura corporal

Entre los signos de baja temperatura corporal se incluyen:

- Piel fría al tacto
- Temblores que desaparecen cuando la temperatura corporal es muy baja
- Confusión
- Cambio de personalidad
- Somnolencia y falta de preocupación de la persona por su situación
- Músculos rígidos y piel azul y muy fría

Si la temperatura corporal sigue disminuyendo, puede resultar difícil saber si la persona respira. Puede que la víctima no responda y que incluso parezca que ha muerto.

Acciones para ayudar a una persona con hipotermia

Siga estos pasos para ayudar a una persona con baja temperatura corporal:

Acciones para ayudar a una persona con hipotermia
☐ Confirme que la escena es segura para usted y la víctima de hipotermia.
☐ Ponga a la víctima a salvo del frío.
☐ Quítele la ropa húmeda, séquela con cuidado y cúbrala con una manta.
☐ Consiga el kit de primeros auxilios y el DEA.
☐ Llame al número local de emergencias.
☐ Póngale ropa seca.   • Cubra el cuerpo y la cabeza, pero no la cara, con mantas, toallas o incluso periódicos.
☐ Quédese hasta que llegue ayuda especializada y asuma el control.
☐ Si no responde y no respira con normalidad o solo jadea/boquea, practique la RCP.

Emergencias por sustancias tóxicas

Una sustancia tóxica es un agente que se traga o respira o que entra en contacto con los ojos o la piel y causa una enfermedad o la muerte. Son muchos los productos que pueden causar intoxicaciones.

Línea directa del Centro de toxicología

El número de teléfono del Centro de toxicología de su comunidad debe estar en el kit de primeros auxilios o estar muy visible en zonas en las que se utilizan productos químicos.

También debería anotarlo aquí.

Anote aquí el número del Centro de toxicología:

_____

Preguntas que podría hacerle el operador telefónico de emergencias del Centro de toxicología

Cuando llame al Centro de toxicología, el operador podría pedirle la siguiente información:

- Nombre de la sustancia tóxica
- Descripción de la misma si no se sabe el nombre
- Cantidad que ha estado en contacto con la piel, se ha inhalado o tragado
- Edad de la víctima
- Peso de la víctima
- Cuándo ocurrió la intoxicación
- Cómo se encuentra o actúa la víctima

Acciones que se deben llevar a cabo para lograr una escena segura en una emergencia por sustancias tóxicas

Si alguien se ha expuesto a una sustancia tóxica, en primer lugar debe asegurarse de que la escena es segura. Por ejemplo, podría ser necesario que busque si hay derrames de líquidos o polvos que pudieran ser tóxicos.

Siga estos pasos antes de hacer ninguna otra cosa:

Acciones que se deben llevar a cabo para lograr una escena segura en una emergencia por sustancias tóxicas
☐ Confirme que la escena es segura para usted y la persona enferma o lesionada antes de aproximarse.
☐ Busque signos que alerten de sustancias tóxicas en las inmediaciones (Figura 29).
☐ Busque contenedores derramados o con escape de productos.
☐ Si la escena no parece segura, no se acerque. Diga a todo el mundo que se aleje.
☐ Quédese fuera de la escena si ve muchas personas que se han podido intoxicar.
☐ Si la escena es segura, consiga un kit de primeros auxilios y un DEA.
☐ Llame al número local de emergencias.
☐ Diga al operador telefónico de emergencias el nombre de la sustancia tóxica, si lo conoce. Algunos operadores telefónicos de emergencias podrían desviar su llamada a un centro de toxicología. Solo administre antídotos que el centro de toxicología o el operador le indique. Las instrucciones de primeros auxilios indicadas en la propia sustancia tóxica pueden servir de algo, pero no suelen ser muy completas.

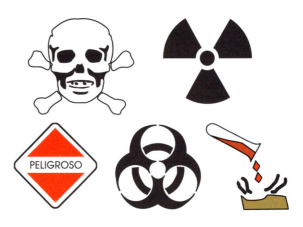

Figura 29. Busque símbolos de sustancias tóxicas como estos.

Ficha de datos de seguridad

Algunos lugares tienen una ficha de datos de seguridad, o FDS, que proporciona una descripción de cómo un producto químico o tóxico específico puede ser nocivo. Puede contener también recomendaciones de primeros auxilios.

Acciones para ayudar a una persona que tiene el tóxico sobre la piel o en los ojos

Siga estos pasos para eliminar la sustancia tóxica de la piel y ojos de la víctima.

Acciones para ayudar a una persona que tiene el tóxico sobre la piel o en los ojos

☐ Confirme que la escena es segura para usted y para la persona enferma o lesionada siguiendo la sección "Acciones que se deben llevar a cabo para lograr una escena segura en una emergencia por sustancias tóxicas".

☐ Si se aproxima a la escena, póngase el EPI.

☐ Saque a la víctima de la escena de la sustancia tóxica si puede y ayúdela a trasladarse a una zona con aire fresco.

☐ De la forma más rápida y segura que pueda, lave o retire la sustancia tóxica de la piel y ropa de la víctima. Lleve a la víctima a un grifo, ducha de seguridad o estación de lavado de ojos.

☐ Quite la ropa y las joyas de cualquier parte del cuerpo que haya tocado la sustancia tóxica. Con su mano enguantada quite la sustancia sólida o polvo seco adheridos a la piel (Figura 30).

☐ Eche agua abundante sobre la zona afectada hasta que llegue ayuda especializada y asuma el control.

(continuación)

(continuación)

☐ Si hay un ojo afectado, pida a la víctima que parpadee todo lo que pueda mientras le enjuaga los ojos. Si solo está afectado un ojo, enjuague inclinando la cabeza hacia el lado del ojo afectado de modo que el agua con la sustancia tóxica no alcance el ojo sano.

☐ Practique la RCP si la víctima no responde y no respira con normalidad o solo jadea/boquea. Utilice una mascarilla para administrar ventilaciones. Esto es especialmente importante si la sustancia tóxica está en los labios o la boca.

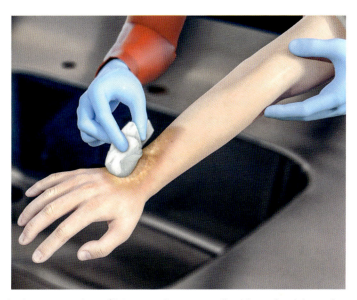

Figura 30. Quite las sustancias sólidas o polvo seco adheridos a la piel con la mano protegida por el guante.

Emergencias medioambientales: Preguntas de repaso

Pregunta	Notas
1. Ante la picadura de un insecto o una abeja, podría darse una reacción alérgica grave, por lo que se debe observar a la víctima durante al menos ___ minutos. a. 10 b. 20 c. 30 d. 60	
2. Cuando alguien sufra una mordedura, limpie la zona con abundante agua y jabón. Verdadero Falso	
3. El golpe de calor es una condición que amenaza la vida. Verdadero Falso	
4. Quite las garrapatas _____. a. con una cerilla caliente b. echando mucho alcohol en la piel c. con unas pinzas d. con las manos	
5. Estar aturdido puede ser un síntoma de golpe de calor y baja temperatura corporal. Verdadero Falso	
6. Si realiza la RCP en alguien que está intoxicado, es preferible usar una mascarilla para las ventilaciones. Verdadero Falso	

Respuestas: 1. c, 2. Verdadero, 3. Verdadero, 4. c, 5. Verdadero, 6. Verdadero

Apartado 5: Prevención de enfermedades y lesiones

La prevención de enfermedades y lesiones es una parte importante de la prestación de primeros auxilios.

Observar, ser capaz de ver un problema inminente y tomar precauciones para que nadie resulte herido forma todo parte de sus funciones como rescatador.

Repase con frecuencia para estar preparado para actuar

Repase este libro y las guías de referencia rápidas con frecuencia para no olvidar los conocimientos y las habilidades.

Incluso si no recuerda los pasos exactos, es importante que lo intente. Cualquier ayuda, aun cuando no sea perfecta, es mejor que ninguna.

Sobre todo, queremos que actúe en una emergencia y que tenga confianza al hacerlo. Reconocer que pasa algo y conseguir ayuda mientras tanto es una de las cosas más importantes que puede hacer.

Leyes que protegen al rescatador

Si tiene dudas sobre las consecuencias legales de prestar o no primeros auxilios, debe saber que muchos países disponen de leyes del Buen Samaritano que protegen a cualquier persona que preste primeros auxilios. Como pueden variar de una región a otra, asegúrese de comprobar el alcance de estas leyes en su región.

Más información y entrenamiento

 Póngase en contacto con la American Heart Association si desea más información sobre el entrenamiento en primeros auxilios, RCP o DEA. Puede visitar **www.international.heart.org.**

Agradecimiento

Gracias por completar esta sección del curso Heartsaver primeros auxilios con RCP y DEA.

Recuerde, cualquier persona en cualquier situación puede iniciar los primeros auxilios. Como rescatador, puede ayudar a salvar una vida, reducir el sufrimiento y prevenir una enfermedad o lesión adicional, así como ayudar a alguien con una enfermedad o lesión a mejorar más rápidamente.

Apartado 6: Recursos para primeros auxilios

Kit de primeros auxilios de ejemplo

A continuación se recoge una lista de ejemplo de materiales para un kit de primeros auxilios. Este kit sigue la norma del Organismo estadounidense de seguridad y salud (OSHA). Los requisitos pueden variar según el lugar de trabajo. El Instituto nacional estadounidense de estándares (ANSI) y la Asociación de equipos de seguridad internacional (ISEA) también poseen una norma sobre los materiales de los kits de primeros auxilios, disponible en **ansi.org**.

Los materiales que se detallan a continuación resultan adecuados para lugares de trabajo pequeños con 2 o 3 empleados. Los lugares de trabajo de mayores dimensiones necesitan más kits de primeros auxilios o suministros adicionales.

1. Gasas de al menos 10 x 10 cm (4 x 4 pulgadas)
2. Dos gasas grandes de al menos 20 x 25 cm (8 x 10 pulgadas)
3. Caja de vendas adhesivas
4. Un paquete de rollo de vendas, de al menos 5 cm (2 pulgadas) de ancho
5. Dos vendas triangulares
6. Producto de limpieza para heridas, como toallitas húmedas en paquetes
7. Tijeras
8. Una manta como mínimo
9. Pinzas
10. Cinta adhesiva
11. Guantes
12. Dispositivos de barrera para RCP, como mascarilla de bolsillo.
13. Dos bandas elásticas
14. Férula
15. Indicaciones para solicitar asistencia de emergencia (incluida una lista de números de teléfono de emergencias locales, como la policía, los bomberos, el SEM y el centro de toxicología*)
16. Guía de referencia rápida de Hearsaver primeros auxilios*

RCP y DEA

Aunque se está haciendo mucho por prevenir las muertes debidas a problemas cardíacos, el paro cardíaco súbito sigue siendo una de las causas principales de muerte en Estados Unidos. Aproximadamente el 70 % de los paros cardíacos que ocurren fuera del hospital se producen en el propio domicilio.

En este apartado aprenderá las habilidades que le ayudarán a reconocer un paro cardíaco, conseguir atención de emergencia de la forma más rápida y ayudar a la víctima hasta que llegue ayuda especializada para asumir el control.

Es por la vida

Es por una RCP de alta calidad

El reconocimiento temprano y la RCP son fundamentales para sobrevivir al paro cardíaco. Al aprender las técnicas de una RCP de alta calidad, tendrá los conocimientos y habilidades que pueden ayudar a salvar una vida.

Objetivos del curso de RCP y DEA

Al término de este apartado de RCP y DEA de este curso, podrá:

- Describir cómo la RCP de alta calidad mejora la supervivencia
- Explicar los conceptos de la cadena de supervivencia
- Reconocer cuándo alguien necesita RCP
- Realizar una RCP de alta calidad a un adulto
- Describir cómo realizar una RCP con ayuda de otras personas
- Realizar ventilaciones efectivas usando la técnica de boca a boca o una mascarilla para todos los grupos de edad
- Demostrar cómo utilizar un DEA en un adulto
- Realizar una RCP de alta calidad a un niño
- Demostrar cómo utilizar un DEA en un niño
- Realizar una RCP de alta calidad a un lactante
- Describir cuándo y cómo ayudar a un adulto o un niño atragantado
- Demostrar cómo ayudar a un lactante atragantado

Puntos de aprendizaje En esta sección aprenderá cuándo es necesario realizar la RCP, cómo llevarla a cabo en un adulto y cómo usar un DEA.

Cadena de supervivencia en adultos

La cadena de supervivencia de la AHA para el adulto (Figura 31) muestra las acciones más importantes necesarias para tratar a adultos con un paro cardíaco fuera de un hospital.

En este apartado aprenderá los 3 eslabones de la cadena. El cuarto y quinto eslabón son cuidados avanzados proporcionados por el personal de emergencias y profesionales hospitalarios que asumirán la atención médica.

Primer eslabón	Reconocer inmediatamente la emergencia y llamar al número local de emergencias.
Segundo eslabón	Realizar una RCP precoz con énfasis en las compresiones torácicas.
Tercer eslabón	Utilizar un DEA inmediatamente (tan pronto como esté disponible).

Recuerde que los segundos cuentan cuando alguien sufre un paro cardíaco. Donde quiera que esté, actúe. La cadena de supervivencia para adultos comienza con usted.

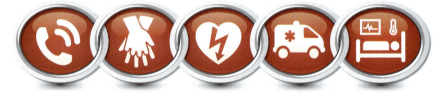

Figura 31. Cadena de supervivencia de la AHA para adultos con paro cardíaco extrahospitalario.

Temas tratados

- Evaluar y llamar al número local de emergencias
- Realizar una RCP de alta calidad
- Uso de un DEA
- Recapitulación: Resumen de RCP de alta calidad con DEA para adultos

Evaluar y llamar al número local de emergencias

Si se encuentra a un adulto que puede haber sufrido un paro cardíaco, realice los siguientes pasos para evaluar la emergencia y pedir ayuda:

- Compruebe que la escena es segura.
- Golpee suavemente a la víctima y diríjase a ella en voz alta (busque respuesta).
- Pida ayuda.
- Llame al número local de emergencias y consiga un DEA.
- Compruebe si la respiración es normal.

Dependiendo de las circunstancias en particular y de los recursos de que disponga, es posible que pueda realizar alguna de estas acciones al mismo tiempo. Podría, por ejemplo, llamar al número local de emergencias con su teléfono móvil en modo altavoz mientras comprueba la respiración.

Compruebe que la escena es segura

Antes de evaluar a la víctima, asegúrese de que la escena es segura. Mire a su alrededor para descartar que haya algo que pueda lesionarlo. Si acaba lesionado no podrá ayudar.

Algunos lugares que pueden no ser seguros son:

- Una calle muy transitada o un estacionamiento
- Una zona con cables eléctricos caídos
- Una habitación con humos tóxicos

Cuando proporcione asistencia, preste atención si algo cambia y deja de ser seguro para usted o la persona que necesita ayuda.

Golpee suavemente a la víctima y diríjase a ella en voz alta (busque respuesta)

Golpee suavemente a la víctima y diríjase a ella en voz alta para comprobar si responde o no (Figura 32).

Inclínese sobre la víctima o arrodíllese a su lado. Golpéele suavemente los hombros y pregúntele si está bien.

Si	Entonces
La víctima se mueve, habla, parpadea o reacciona de algún otro modo cuando la golpea suavemente.	La víctima *responde*. Pregunte a la persona si necesita ayuda.
La víctima no se mueve, no habla, no parpadea ni reacciona de ningún otro modo cuando la golpea suavemente.	La víctima *no responde*. Pida ayuda para que si hay alguien cerca pueda ayudarle.

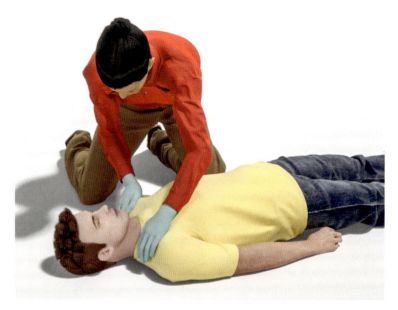

Figura 32. Golpee suavemente a la víctima y diríjase a ella en voz alta (busque respuesta).

Pida ayuda

En una emergencia, cuanto antes se dé cuenta de que existe un problema y consiga ayuda adicional, mejor será para la persona que ha sufrido un paro cardíaco. Cuanta más gente esté ayudando, mejor atención podrá proporcionar a la víctima.

Si la víctima no responde, pida ayuda (Figura 33).

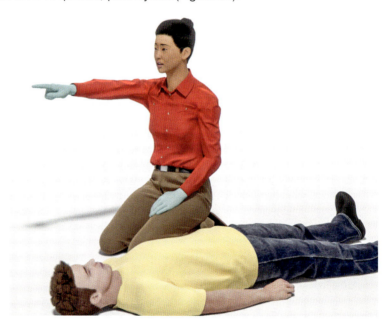

Figura 33. Pida ayuda.

Llame al número local de emergencias y consiga un DEA

Si alguien acude a ayudar y tiene teléfono móvil

Pídale que llame al número local de emergencias y que consiga un DEA. Dígale: "Llame al número de emergencias y consiga un DEA". Pídale que ponga el teléfono en modo altavoz para que pueda escuchar las instrucciones del operador telefónico de emergencias.

Si alguien acude a ayudar y no tiene teléfono móvil

Pídale que vaya a llamar al número local de emergencias y que consiga un DEA mientras usted continúa prestando atención de emergencia.

Si está solo y tiene teléfono móvil o un teléfono cerca

Si no acude nadie a ayudar, llame al número local de emergencias. Ponga el teléfono en modo altavoz para que pueda escuchar las instrucciones del operador telefónico de emergencias mientras continúa prestando atención de emergencia. Si se necesita un DEA, tendrá que ir usted mismo a conseguirlo.

Si está solo y no tiene teléfono móvil

Deje a la víctima para ir a telefonear al número local de emergencias y conseguir un DEA. Vuelva y continúe prestando atención de emergencia.

Siga las instrucciones del operador telefónico de emergencias

No cuelgue hasta que el operador telefónico de emergencias le diga que puede hacerlo. Responder a las preguntas del operador no retrasará la llegada de la ayuda.

El operador le preguntará sobre la emergencia: dónde está y qué ha ocurrido. Los operadores telefónicos de emergencias pueden proporcionar instrucciones que le ayudarán, como por ejemplo, decirle cómo practicar RCP, usar un DEA o prestar primeros auxilios.

Por eso es importante poner el teléfono en modo altavoz después de llamar al número local de emergencias, para que el operador y la persona que practica la RCP puedan hablar entre ellos.

Compruebe si la respiración es normal

Si la víctima no responde, compruebe si respira con normalidad (Figura 34).

Examine el pecho repetidamente desde la cabeza al pecho durante al menos 5 segundos (pero no más de 10 segundos) buscando elevación torácica. Si la víctima no respira con normalidad o solamente jadea/boquea, necesitará RCP (consulte "Términos y conceptos de Heartsaver primeros auxilios con RCP y DEA" para obtener más información sobre jadeos/boqueos).

Si	Entonces
La víctima no responde y está respirando con normalidad.	• Esta persona no necesita RCP. • Póngala de costado (si cree que no tiene una lesión cervical o de espalda). Esto ayudará a mantener despejada la vía aérea en caso de que vomite. • Permanezca con la víctima hasta que llegue ayuda especializada.
La víctima no responde y no respira con normalidad o solo jadea/boquea.	• Esta persona necesita RCP. • Asegúrese de que la víctima está tendida de espaldas, en una superficie plana y firme. • Inicie la RCP.

No responde

\+

No respira normalmente o = **Practicar RCP**
solo jadea/boquea

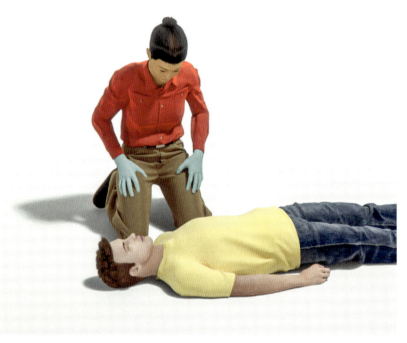

Figura 34. Compruebe si la respiración es normal.

Qué hacer si no está seguro

Si piensa que alguien necesita RCP pero no está seguro, practique la RCP porque podría salvar una vida. Es poco probable que la RCP perjudique a la víctima en caso de que no sea un paro cardíaco.

Es preferible practicar RCP a alguien que no lo necesita que no hacerlo cuando sí lo necesita.

Resumen

Este es un resumen de cómo evaluar la emergencia y pedir ayuda cuando se encuentre a un adulto enfermo o lesionado:

Evaluar y llamar al número local de emergencias

☐ Compruebe que la escena es segura.

- Golpee suavemente a la víctima y diríjase a ella en voz alta (busque respuesta).
- Si la víctima *responde,* pregúntele si necesita ayuda.
- Si la víctima *no responde,* continúe con el paso siguiente.

☐ Pida ayuda.

(continuación)

(continuación)

☐ Llame al número local de emergencias y consiga un DEA.

- Llame o pida a alguien que llame al número local de emergencias y consiga un DEA.
- Si está solo y tiene teléfono móvil o un teléfono cerca, ponga el modo altavoz y llame al número local de emergencias.

☐ Compruebe la respiración.

- Si la víctima respira con normalidad, permanezca con ella hasta que llegue asistencia avanzada.
- Si la víctima *no* respira con normalidad o solo jadea/boquea, inicie la RCP y utilice un DEA. Consulte la sección "Realizar una RCP de alta calidad".

Realizar una RCP de alta calidad

Aprender a realizar una RCP de alta calidad es importante. Cuanto mejor se realicen las habilidades de RCP, mayor serán las posibilidades de supervivencia.

Es por la vida

Es por salvar vidas

El paro cardíaco súbito sigue siendo una de las principales causas de mortalidad. Por ello, la American Heart Association entrena a millones de personas cada año para que salven vidas tanto dentro como fuera del hospital.

Habilidades de RCP

La RCP tiene 2 habilidades principales:

- Realización de compresiones
- Realización de ventilaciones

En esta sección aprenderá a realizar estas habilidades para un adulto con paro cardíaco.

Realice compresiones

Una compresión es el acto de comprimir fuerte y rápido en el tórax. Las compresiones torácicas provocan el bombeo de la sangre al cerebro y al corazón.

Para realizar compresiones de alta calidad, asegúrese de:

- Realizar compresiones lo suficientemente profundas
- Realizar compresiones lo suficientemente rápidas
- Dejar que el tórax vuelva a su posición normal tras cada compresión
- Intentar no interrumpir las compresiones más de 10 segundos, incluso al realizar las ventilaciones

La profundidad de compresiones es una parte importante de la realización de compresiones de alta calidad. Es necesario que realice compresiones suficientemente fuertes para bombear la sangre a todo el cuerpo. Es mejor comprimir demasiado fuerte que con fuerza insuficiente. Normalmente la gente tiene miedo de causar una lesión a la víctima al realizar las compresiones, pero eso es poco probable.

Técnica de compresión

Aquí se explica cómo realizar compresiones a un adulto durante una RCP (Figura 35):

Cómo realizar compresiones a un adulto durante la RCP
☐ Asegúrese de que la víctima está tendida de espaldas, en una superficie plana y firme.
☐ Retire rápidamente la ropa.
☐ Ponga la base de una mano en el centro del pecho (sobre la mitad inferior del esternón). Coloque la otra mano encima de la primera (Figura 35).
☐ Comprima al menos 5 cm (2 pulgadas).
☐ Comprima a una frecuencia de 100 a 120 compresiones por minuto. Cuente las compresiones en voz alta.
☐ Deje que el tórax vuelva a su posición normal tras cada compresión.
☐ Intente no interrumpir las compresiones más de 10 segundos, incluso al realizar las ventilaciones.

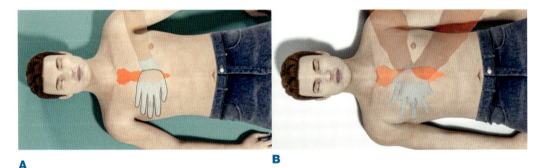

A   B

Figura 35. Compresiones. **A.** Coloque la base de una mano en el centro del tórax de la víctima (mitad inferior del esternón). **B.** Coloque la otra mano encima de la primera.

Cambie de reanimador para evitar que se fatigue

La correcta realización de compresiones torácicas es un trabajo duro. Cuanto más se canse, menos efectivas serán las compresiones.

Si hay alguien más que sepa hacer la RCP, pueden alternarse (Figura 36). Cambie de reanimador cada 2 minutos aproximadamente o antes si se cansa. Cambien rápidamente para no detener las compresiones.

Recuerde a los otros reanimadores que realicen RCP de alta calidad como se describe en el recuadro titulado "Cómo realizar compresiones a un adulto durante la RCP".

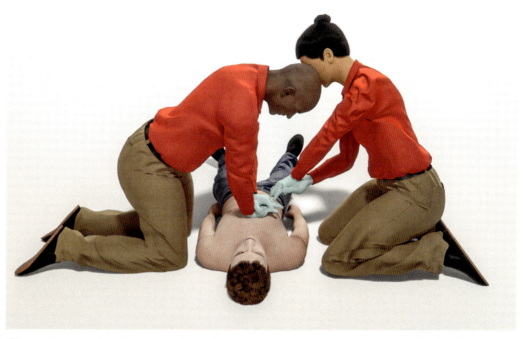

Figura 36. Cambie de reanimador cada 2 minutos aproximadamente para evitar la fatiga del reanimador.

Realice ventilaciones

La segunda habilidad de la RCP es la realización de ventilaciones. Después de cada serie de 30 compresiones tendrá que realizar 2 ventilaciones. Las ventilaciones se deben administrar con o sin dispositivo de barrera, como una mascarilla de bolsillo o una barrera facial.

Cuando realice las ventilaciones, estas tienen que hacer que el tórax se eleve visiblemente. Cuando pueda ver la elevación torácica sabrá que ha administrado una ventilación efectiva.

Abrir la vía aérea

Antes de las ventilaciones, abra la vía aérea (Figura 37). Esto levanta la lengua de la parte posterior de la garganta para asegurar que las ventilaciones introducen aire en los pulmones.

Siga estos pasos para abrir la vía aérea:

Cómo abrir la vía aérea
☐ Ponga una mano en la frente y los dedos de la otra mano en el hueso del mentón (Figura 37).
☐ Eche la cabeza hacia atrás y levante el mentón.

Evite presionar en la zona blanda del cuello ni bajo el mentón, porque la vía aérea podría bloquearse.

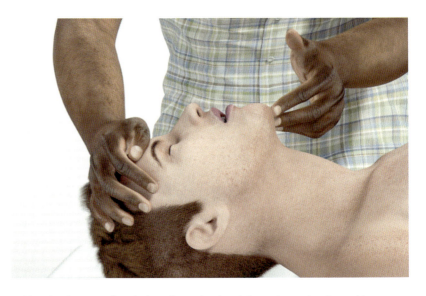

Figura 37. Abra la vía extendiendo la cabeza hacia atrás y elevando el mentón.

Ventilaciones sin mascarilla de bolsillo

Si opta por realizar ventilaciones a alguien sin un dispositivo de barrera, normalmente es bastante seguro porque existen muy pocas posibilidades de que contraiga una enfermedad.

Siga estos pasos para realizar ventilaciones sin una mascarilla de bolsillo o barrera facial (Figura 38).

Cómo realizar ventilaciones (sin mascarilla de bolsillo)
☐ Manteniendo la vía aérea abierta, cierre la nariz con los dedos pulgar e índice.
☐ Inspire normalmente. Ponga su boca sobre la boca de la víctima.
☐ Realice 2 ventilaciones (ventile durante 1 segundo en cada una). Observe si hay elevación torácica con cada ventilación.
☐ Intente no interrumpir las compresiones durante más de 10 segundos.

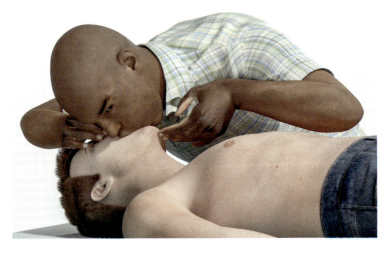

Figura 38. Ventilaciones.

Qué hacer si el tórax no se eleva

Se requiere algo de práctica para realizar ventilaciones correctamente. Si le realiza a alguien una ventilación y el tórax no se eleva, haga lo siguiente:

- Deje que la cabeza vuelva a su posición normal.
- Abra la vía aérea de nuevo extendiendo la cabeza hacia atrás y elevando el mentón.
- Vuelva a repetir la ventilación. Compruebe que hay elevación torácica.

Reducir al mínimo las interrupciones de las compresiones torácicas

Si no ha sido capaz de realizar 2 ventilaciones efectivas en 10 segundos, vuelva a realizar compresiones fuertes y rápidas en el tórax. Intente de nuevo realizar ventilaciones después de cada 30 compresiones.

No interrumpa las compresiones más de 10 segundos.

Utilización de una mascarilla de bolsillo

Puede realizar las ventilaciones con o sin un dispositivo de barrera, como por ejemplo una mascarilla de bolsillo. Los dispositivos de barrera son de plástico y se ajustan sobre la boca y la nariz de la víctima (Figura 39). Estos dispositivos protegen al reanimador de la sangre, el vómito o enfermedades. Su instructor puede hablarle de otros tipos de dispositivos de barrera, como barreras faciales, que se pueden usar cuando se realizan ventilaciones.

Si está en el lugar de trabajo, su empresa puede proporcionar un equipo de protección individual, como mascarillas de bolsillo o barreras faciales, para su uso durante la RCP.

Existen muchos tipos de mascarillas de bolsillo, así como diferentes tamaños para adultos, niños y lactantes. Por tanto, asegúrese de que está usando el tamaño correcto. Podría tener que montar la mascarilla de bolsillo antes de usarla.

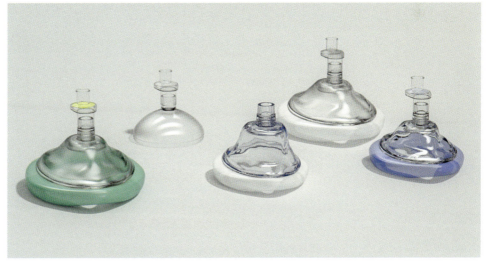

Figura 39. Algunas personas usan una mascarilla de bolsillo para realizar las ventilaciones.

Ventilaciones con mascarilla de bolsillo

Siga estos pasos para realizar ventilaciones con una mascarilla de bolsillo (Figura 40).

Cómo realizar ventilaciones con una mascarilla de bolsillo

☐ Ponga la mascarilla sobre la boca y la nariz de la víctima.
- Si la mascarilla tiene un extremo en punta, ponga el extremo estrecho de la mascarilla sobre el puente de la nariz; coloque el extremo ancho de modo que cubra la boca.

☐ Extienda la cabeza y eleve el mentón mientras fija la mascarilla en el rostro. Mientras eleva el mentón, es importante conseguir un sello hermético entre el rostro de la víctima y la mascarilla para mantener abierta la vía aérea.

☐ Realice 2 ventilaciones (ventile durante 1 segundo en cada una). Observe si hay elevación torácica con cada ventilación.

☐ Intente no interrumpir las compresiones durante más de 10 segundos.

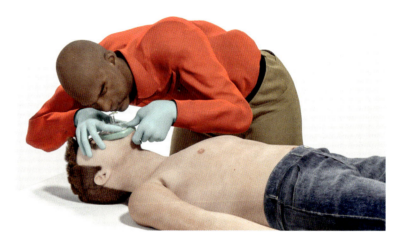

Figura 40. Realización de ventilaciones con una mascarilla de bolsillo.

Realización de series de 30 compresiones y 2 ventilaciones

Cuando practique la RCP, realice ciclos de 30 compresiones y 2 ventilaciones.

Cómo realizar series de compresiones y ventilaciones a un adulto

☐ Asegúrese de que la víctima está tendida de espaldas, en una superficie plana y firme.

☐ Retire rápidamente la ropa.

☐ Realice 30 compresiones torácicas.
- Ponga la base de una mano en el centro del pecho (sobre la mitad inferior del esternón). Coloque la otra mano encima de la primera.
- Comprima al menos 5 cm (2 pulgadas).
- Comprima a una frecuencia de 100 a 120 compresiones por minuto. Cuente las compresiones en voz alta.
- Deje que el tórax vuelva a su posición normal tras cada compresión.

(continuación)

(continuación)

☐ Después de 30 compresiones, realice 2 ventilaciones.

- Abra la vía aérea y realice 2 ventilaciones (ventile durante 1 segundo en cada una). Observe si hay elevación torácica con cada ventilación.

- Intente no interrumpir las compresiones durante más de 10 segundos.

Uso de un DEA

La RCP combinada con el uso de un DEA proporciona la mayor probabilidad de salvar una vida. Si es posible, utilice un DEA cada vez que practique la RCP.

Los DEA son seguros, precisos y fáciles de usar. Una vez encendido el DEA, siga las indicaciones. El DEA analizará si la víctima necesita una descarga y administrará una automáticamente o le dirá cuándo administrar una.

Encender el DEA

Para usar un DEA, enciéndalo pulsando el botón de encendido o levantando la tapa (Figura 41). Una vez encendido, le irá dando indicaciones con todo lo que debe hacer.

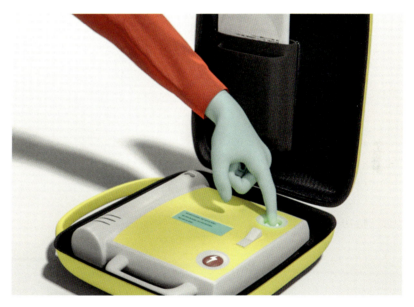

Figura 41. Encendido del DEA.

Colocación de los parches de desfibrilación

Algunos DEA tienen parches de adultos y pediátricos. Asegúrese de usar parches de desfibrilación para adulto si la víctima tiene al menos 8 años. Antes de colocar los parches, examine rápidamente a la víctima para ver si existe alguna situación especial que pudiera requerir pasos adicionales. Consulte la sección "Situaciones especiales" más adelante.

Quite el papel protector del parche. Siguiendo los dibujos de los parches, colóquelos en el tórax desnudo de la víctima (Figura 42).

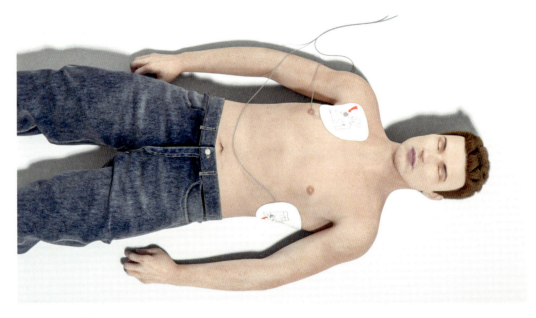

Figura 42. Coloque los parches al adulto según los dibujos que se muestran en los parches.

Aléjese de la víctima si se recomienda una descarga

Deje que el DEA analice el ritmo cardíaco. Si el DEA recomienda una descarga, le advertirá que se aleje de la víctima. En ese caso, diga en voz alta "Aléjense". Antes de pulsar el botón de descarga, asegúrese de que nadie está tocando a la víctima (Figura 43).

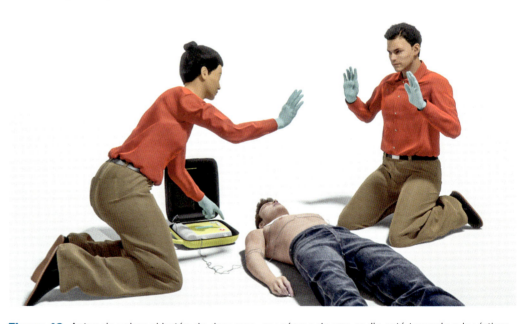

Figura 43. Antes de pulsar el botón de descarga, asegúrese de que nadie está tocando a la víctima.

Pasos para utilizar un DEA en un adulto

Use el DEA tan pronto como esté disponible. Estos son los pasos para utilizar un DEA en un adulto:

Cómo utilizar un DEA en un adulto
☐ Encienda el DEA y siga las indicaciones. • Enciéndalo levantando la tapa o pulsando el botón de encendido (Figura 41). • Siga las indicaciones que le dirán todo lo que tiene que hacer.
☐ Coloque los parches de desfibrilación para adulto. • Utilice los parches de desfibrilación para adulto en víctimas con 8 o más años. • Quite el papel protector del parche. • Siguiendo los dibujos de los parches, colóquelos en el tórax desnudo de la víctima (Figura 42).
☐ Deje que el DEA realice un análisis. • Diga en voz alta "Aléjense" y asegúrese de que nadie está tocando a la víctima. • El DEA analizará el ritmo cardíaco. • Si no es necesaria una descarga, reinicie la RCP.
☐ Administre una descarga si es necesario (Figura 43). • Diga en voz alta "Aléjense" y asegúrese de que nadie está tocando a la víctima. • Pulse el botón de descarga. • Reinicie inmediatamente la RCP.

Situaciones especiales

Existen algunas situaciones especiales que podría tener que considerar antes de colocar los parches del DEA. Examine rápidamente a la víctima para comprobar si está en alguna de las siguientes situaciones *antes* de colocar los parches:

Si la víctima...	Entonces

Tiene vello en el tórax que pudiera impedir que se pegaran los parches	• Rasure rápidamente la zona donde colocará los parches utilizando la rasuradora incluida en el maletín de transporte del DEA.
	
	o
	
	• Quite el vello utilizando un segundo juego de parches de DEA (si está disponible).
	  – Aplique los parches y presiónelos firmemente.
	  – Despegue los parches con fuerza para quitar el vello del tórax.
	  – Vuelva a pegar el otro juego de parches sobre la piel.

Está tendida sobre el agua	• Traslade rápidamente a la víctima a una zona seca.

(continuación)

(continuación)

Está tendida sobre la nieve o en un pequeño charco	• Puede usar el DEA (no es necesario que el tórax esté completamente seco). • Si el tórax está cubierto con agua o sudor, límpielo rápidamente antes de colocar los parches.
Tiene agua sobre el tórax	• Seque rápidamente el tórax antes de colocar los parches.
Tiene implantado un desfibrilador o un marcapasos	• No coloque el parche del DEA directamente sobre el dispositivo implantado. • Siga los pasos normales de manejo del DEA.
Tiene un parche de medicamento donde tiene que colocar el parche del DEA	• No coloque el parche del DEA directamente sobre el parche de medicamento. • Utilice guantes de protección. • Retire el parche de medicamento. • Limpie la zona. • Coloque los parches del DEA.

Continúe practicando la RCP y usando el DEA

En cuanto el DEA administre la descarga, reanude inmediatamente las compresiones torácicas. Continúe siguiendo las indicaciones del DEA que le guiarán en la reanimación.

Realice la RCP y use el DEA hasta que:

- llegue alguien más que pueda sustituirlo en la realización de la RCP.
- la víctima comience a moverse, hablar, parpadear o reaccione de cualquier otra forma.
- llegue ayuda especializada.

Recapitulación:
Resumen de RCP de alta calidad con DEA para adultos

Las compresiones son muy importantes para suministrar flujo sanguíneo y son la parte fundamental de la RCP. Intente no interrumpir las compresiones torácicas más de 10 segundos al realizar las ventilaciones.

Evaluar y llamar al número local de emergencias
☐ Compruebe que la escena es segura.
☐ Golpee suavemente a la víctima y diríjase a ella en voz alta (busque respuesta).   • Si la víctima *responde,* pregúntele si necesita ayuda.   • Si la víctima *no responde,* continúe con el paso siguiente.
☐ Pida ayuda.

(continuación)

(continuación)

☐ Llame al número local de emergencias y consiga un DEA.

- Llame o pida a alguien que llame al número local de emergencias y consiga un DEA.
- Si está solo y tiene teléfono móvil o un teléfono cerca, póngalo en modo altavoz y llame al número local de emergencias.

☐ Compruebe la respiración.

- Si la víctima respira con normalidad, permanezca con ella hasta que llegue asistencia avanzada.
- Si la víctima *no* respira con normalidad o solo jadea/boquea, inicie la RCP y utilice un DEA. Consulte los siguientes pasos.

Administrar una RCP de alta calidad

La RCP consiste en realizar ciclos de 30 compresiones y 2 ventilaciones.

☐ Asegúrese de que la víctima está tendida de espaldas, en una superficie plana y firme.

☐ Retire rápidamente la ropa.

☐ Realice 30 compresiones torácicas.

- Ponga la base de una mano en el centro del pecho (sobre la mitad inferior del esternón). Coloque la otra mano encima de la primera.
- Comprima al menos 5 cm (2 pulgadas).
- Comprima a una frecuencia de 100 a 120 compresiones por minuto. Cuente las compresiones en voz alta.
- Deje que el tórax vuelva a su posición normal tras cada compresión.

☐ Después de 30 compresiones, realice 2 ventilaciones.

- Abra la vía aérea y realice 2 ventilaciones (ventile durante 1 segundo en cada una). Observe si hay elevación torácica con cada ventilación.
- Intente no interrumpir las compresiones más de 10 segundos, incluso al realizar las ventilaciones.

☐ Utilice un DEA tan pronto como esté disponible.

- Encienda el DEA y siga las indicaciones.
- Coloque los parches de desfibrilación para adulto.
- Deje que el DEA realice un análisis.
- Asegúrese de que nadie esté tocando a la víctima y administre una descarga si está recomendado.

☐ Realice la RCP y use el DEA hasta que:

- llegue alguien más que pueda sustituirlo en la realización de la RCP.
- la víctima comience a moverse, hablar, parpadear o reaccione de cualquier otra forma.
- llegue ayuda especializada y asuma el control.

Cómo ayudar a un adulto con una emergencia con amenaza para la vida asociada a opiáceos

En Estados Unidos, actualmente las sobredosis de fármacos matan a más adultos cada año que las colisiones vehiculares. Muchas sobredosis son de fármacos prescritos. Los opiáceos son fármacos prescritos utilizados para calmar el dolor pero de los que a menudo se abusa. La morfina y la hidrocodona son opiáceos comunes. La heroína es un ejemplo de opiáceo ilegal en Estados Unidos.

La naloxona revierte los efectos de los opiáceos

La naloxona es un fármaco que revierte los efectos de los opiáceos. Es segura y efectiva. El personal de emergencias la ha usado durante muchos años.

Los familiares o cuidadores de personas que consumen opiáceos pueden tener naloxona cerca para usarla en caso de sobredosis de opiáceos.

Si conoce a alguien a quien le hayan prescrito naloxona, podría tener que usarla. Es importante estar familiarizado con su uso.

Datos sobre la naloxona

Estos son algunos datos sobre la naloxona:

Cómo conseguirla	La naloxona está disponible mediante prescripción y a través de programas de tratamiento de abuso de sustancias.
Cómo utilizarla	La naloxona se presenta en varias formas. Las más comunes son spray intranasal o autoinyector (similar a un inyector precargado de adrenalina).
	Administre la naloxona mediante pulverización en la nariz o mediante inyección en un músculo con un autoinyector.
Quién puede administrarla	La naloxona solo debe administrarla alguien capacitado y que pueda identificar una sobredosis de opiáceos.
Cuándo administrarla	La naloxona se usa para revertir los efectos de una sobredosis de opiáceos. No funcionará con otros tipos de sobredosis de fármacos.

Acciones para ayudar a un adulto con una emergencia asociada a opiáceos

Si sospecha que alguien ha sufrido una sobredosis de opiáceos y aún responde, llame al número local de emergencias y quédese con la víctima hasta que llegue ayuda especializada.

Si la persona deja de responder, siga estos pasos:

Acciones para ayudar a un adulto con una emergencia asociada a opiáceos
☐ Pida ayuda.
☐ Si hay alguien cerca, que esa persona llame al número local de emergencias y consiga el kit de naloxona y un DEA. Use la naloxona en cuanto la tenga a mano.
☐ Compruebe la respiración.
☐ Si no hay nadie cerca y la víctima no respira con normalidad o solo jadea/boquea, practique una RCP. Después de 5 ciclos de RCP, llame al número local de emergencias y consiga la naloxona y un DEA.
☐ Vuelva al lugar donde está la víctima y adminístrele la naloxona. Compruebe si la víctima responde y respira. • Si ya responde, deje de practicar RCP y espere a que llegue asistencia avanzada.
☐ Si continúa sin responder, siga con la RCP y use el DEA en cuanto lo tenga a mano.
☐ Continúe con la RCP y usando el DEA hasta que: • llegue alguien más que pueda sustituirlo en la realización de la RCP. • la víctima comience a moverse, hablar, parpadear o reaccione de cualquier otra forma. • llegue ayuda especializada.

Uso de RCP y DEA en niños

Puntos de aprendizaje

En esta sección aprenderá cuándo es necesario realizar la RCP, cómo llevarla a cabo en un niño y cómo usar un DEA.

Definición de niño

Para este curso, por niño se entiende cualquier menor cuya edad esté comprendida entre 1 año y la pubertad. Los signos de pubertad incluyen la presencia de vello en el tórax o en las axilas en varones y desarrollo mamario en mujeres. En caso de duda sobre si alguien es un adulto o un niño, proporcione atención de emergencia como si fuera un adulto.

La definición de *niño* es diferente cuando se usa un DEA en comparación con la realización de la RCP. Consulte "Uso de un DEA" al final de esta sección.

Cadena de supervivencia pediátrica

La cadena de supervivencia pediátrica de la AHA (Figura 44) muestra las acciones más importantes necesarias para tratar un paro cardíaco en niños cuando ocurre fuera del hospital.

Durante este curso aprenderá los 3 primeros eslabones de la cadena. El cuarto y quinto eslabón son cuidados avanzados proporcionados por el personal de emergencias y profesionales hospitalarios que asumirán la atención médica.

Primer eslabón	Prevenir la lesión y el paro cardíaco súbito es un primer paso importante para salvar la vida de los niños.
Segundo eslabón	Cuanto antes se inicie la RCP de alta calidad para alguien con un paro cardíaco, más posibilidades de supervivencia habrá.
Tercer eslabón	Llamar al número local de emergencias tan pronto como sea posible para que el niño pueda ser atendido rápidamente mejora el desenlace.

Recuerde que los segundos cuentan cuando un niño sufre un paro cardíaco. Donde quiera que esté, actúe. La cadena de supervivencia pediátrica comienza con usted.

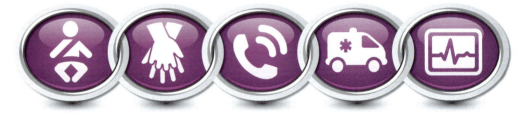

Figura 44. Cadena de supervivencia pediátrica de la AHA para un paro cardíaco extrahospitalario.

Los problemas respiratorios a menudo causan paro cardíaco en niños

El corazón de los niños suele estar sano. El problema respiratorio es a menudo la causa de que un niño necesite RCP. Algunas otras causas son ahogamiento, traumatismo y lesión eléctrica. En la cadena de supervivencia pediátrica, la prevención del paro cardíaco es una de las cosas más importantes que puede hacer. Esto incluye la prevención del ahogamiento, atragantamiento y otros problemas respiratorios.

Puesto que los problemas respiratorios son con frecuencia la causa del paro cardíaco en niños, si está solo y no tiene un teléfono cerca, practique la RCP durante 2 minutos antes de irse a llamar al número local de emergencias.

Temas tratados

- Evaluar y llamar al número local de emergencias
- Realizar una RCP de alta calidad
- Uso de un DEA
- Recapitulación: Resumen de RCP de alta calidad con DEA para niños

Evaluar y llamar al número local de emergencias

Si se encuentra a un niño que pudo haber sufrido un paro cardíaco, realice los siguientes pasos para evaluar la emergencia y pedir ayuda:

- Compruebe que la escena es segura.
- Golpee suavemente a la víctima y diríjase a ella en voz alta (busque respuesta).
- Pida ayuda.
- Compruebe la respiración.
- Inicie la RCP, llame al número local de emergencias y consiga un DEA.

Dependiendo de las circunstancias en particular y de los recursos de que disponga, es posible que pueda realizar alguna de estas acciones al mismo tiempo. Podría, por ejemplo, llamar al número local de emergencias con su teléfono móvil en modo altavoz mientras comprueba la respiración.

Compruebe que la escena es segura

Antes de evaluar al niño, asegúrese de que la escena es segura. Mire a su alrededor para descartar que haya algo que pueda lesionarlo. Si acaba lesionado no podrá ayudar.

Cuando proporcione asistencia, preste atención si algo cambia y deja de ser seguro para usted o el niño.

Golpee suavemente a la víctima y diríjase a ella en voz alta (busque respuesta)

Golpee suavemente al niño y diríjase a él en voz alta para comprobar si responde o no (Figura 45).

Inclínese sobre el niño o arrodíllese a su lado. Golpéele suavemente los hombros y pregúntele si está bien.

Si	Entonces
El niño se mueve, habla, parpadea o reacciona de algún otro modo cuando le golpea suavemente.	• La víctima *responde*. • Pregúntele si necesita ayuda.
El niño no se mueve, no habla, no parpadea ni reacciona de ningún otro modo cuando le golpea suavemente.	• La víctima *no responde*. • Pida ayuda para que si hay alguien cerca pueda ayudarle.

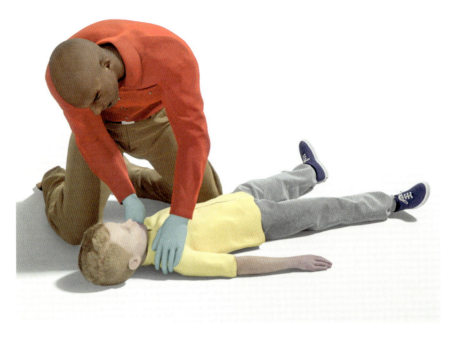

Figura 45. Golpee suavemente a la víctima y diríjase a ella en voz alta (busque respuesta).

Pida ayuda

En una emergencia, cuanto antes se dé cuenta de que existe un problema y busque ayuda adicional, mejor será para el niño herido o lesionado. Cuanta más gente esté ayudando, mejor atención podrá proporcionar al niño.

Si el niño no responde, pida ayuda (Figura 46). Si alguien acude, pídale que llame a emergencias y consiga un DEA. Si tiene teléfono móvil, llame al número local de emergencias y ponga el teléfono en modo altavoz.

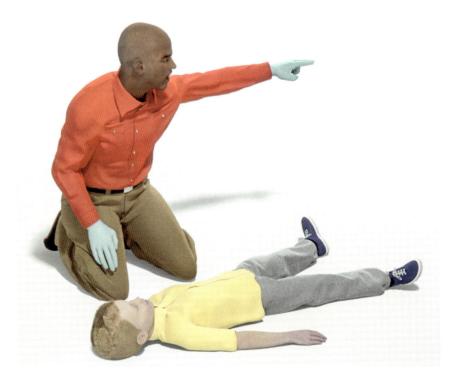

Figura 46. Pida ayuda.

Compruebe la respiración

Si el niño no responde, compruebe la respiración (Figura 47).

Examine el pecho repetidamente desde la cabeza al pecho durante al menos 5 segundos (pero no más de 10 segundos) buscando elevación torácica. Si el niño no respira o solamente jadea/boquea, tendrá que iniciar la RCP (consulte "Términos y conceptos de Heartsaver primeros auxilios con RCP y DEA" para obtener más información sobre jadeos/boqueos).

Si	Entonces
El niño no responde y está respirando.	• Este niño no necesita RCP. • Póngalo de costado (si cree que no tiene una lesión cervical o de espalda). Esto ayudará a mantener despejada la vía aérea en caso de que el niño vomite. • Permanezca con el niño hasta que llegue asistencia avanzada.
El niño no responde y no respira con normalidad o solo jadea/boquea.	• Este niño necesita RCP. • Asegúrese de que el niño está tendido de espaldas, en una superficie plana y firme. • Pida a alguien que llame al número local de emergencias o utilice su teléfono móvil (o un teléfono cercano), póngalo en modo altavoz y llame al número local de emergencias. • Inicie la RCP. Realice 5 ciclos de 30 compresiones y 2 ventilaciones. • Después de realizar 5 ciclos de compresiones y ventilaciones, llame al número local de emergencias y consiga un DEA (si aún nadie lo ha hecho). Tan pronto como tenga un DEA, úselo.

Recuerde	No responde + No respira o solo jadea/boquea	= **Practicar RCP**

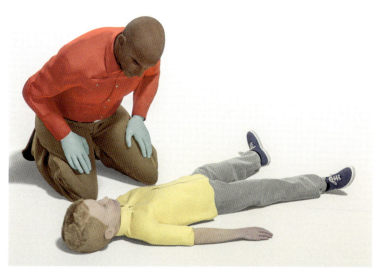

Figura 47. Compruebe la respiración.

Inicie la RCP, llame al número local de emergencias y consiga un DEA

Si alguien acude a ayudar y tiene teléfono móvil

- Pídale que llame al número local de emergencias con el teléfono móvil, que lo ponga en modo altavoz y que vaya a conseguir un DEA mientras usted inicia la RCP.

Si alguien acude a ayudar y no tiene teléfono móvil

- Pídale que vaya a llamar al número local de emergencias y que consiga un DEA mientras usted inicia la RCP.

Si está solo y tiene teléfono móvil o un teléfono cerca

- Llame al número local de emergencias y ponga el teléfono en modo altavoz mientras inicia la RCP.
- Realice 5 ciclos de 30 compresiones y 2 ventilaciones.
- Vaya a conseguir un DEA.
- Vuelva con el niño y continúe con la RCP.

Si está solo y no tiene teléfono móvil

- Realice 5 ciclos de 30 compresiones y 2 ventilaciones.
- Vaya a llamar al número local de emergencias y consiga un DEA.
- Vuelva con el niño y continúe con la RCP.

Siga las instrucciones del operador telefónico de emergencias

No cuelgue hasta que el operador telefónico de emergencias le diga que puede hacerlo. Responder a las preguntas del operador no retrasará la llegada de la ayuda.

El operador le preguntará sobre la emergencia: dónde está y qué ha ocurrido. Los operadores telefónicos de emergencias pueden proporcionar instrucciones que le ayudarán, como por ejemplo, decirle cómo practicar RCP, usar un DEA o prestar primeros auxilios.

Por eso es importante poner el teléfono en modo altavoz después de llamar al número local de emergencias, para que el operador y la persona que practica la RCP puedan hablar entre ellos.

Qué hacer si no está seguro

Si piensa que un niño necesita RCP pero no está seguro, practique la RCP porque podría salvar una vida. Es poco probable que la RCP perjudique al niño en caso de que no sea un paro cardíaco.

Es preferible practicar RCP a un niño que no lo necesita que no hacerlo cuando sí lo necesita.

Resumen

Este es un resumen de cómo evaluar la emergencia y conseguir ayuda cuando se encuentre a un niño enfermo o lesionado:

Evalúe y pida ayuda

☐ Compruebe que la escena es segura.

☐ Golpee suavemente a la víctima y diríjase a ella en voz alta (busque respuesta).
- Si el niño *responde,* pregúntele si necesita ayuda.
- Si el niño *no responde,* continúe con el paso siguiente.

☐ Pida ayuda.

☐ Compruebe la respiración.
- Si el niño respira, permanezca con él hasta que llegue asistencia avanzada.
- Si el niño *no* respira o solo jadea/boquea, inicie la RCP y utilice un DEA. Consulte los siguientes pasos.

Inicie la RCP, llame al número local de emergencias y consiga un DEA

☐ Asegúrese de que el niño está tendido de espaldas, en una superficie plana y firme.

☐ Retire rápidamente la ropa.

☐ Inicie la RCP, llame al número local de emergencias y consiga un DEA.

Si alguien acude a ayudar y tiene teléfono móvil
- Pídale que llame al número local de emergencias con el teléfono móvil, que lo ponga en modo altavoz y que vaya a conseguir un DEA mientras usted inicia la RCP.

Si alguien acude a ayudar y no tiene teléfono móvil
- Pídale que vaya a llamar al número local de emergencias y que consiga un DEA mientras usted inicia la RCP.

Si está solo y tiene teléfono móvil o un teléfono cerca
- Llame al número local de emergencias y ponga el teléfono en modo altavoz mientras inicia la RCP.
- Realice 5 ciclos de 30 compresiones y 2 ventilaciones.
- Vaya a conseguir un DEA.
- Vuelva con el niño y continúe con la RCP.

Si está solo y no tiene teléfono móvil
- Realice 5 ciclos de 30 compresiones y 2 ventilaciones.
- Vaya a llamar al número local de emergencias y consiga un DEA.
- Vuelva con el niño y continúe con la RCP.

☐ Continúe con la RCP y usando el DEA hasta que:
- llegue alguien más que pueda sustituirlo en la realización de la RCP.
- el niño comience a moverse, hablar, parpadear o reaccione de cualquier otra forma.
- llegue ayuda especializada.

Aprender a realizar una RCP de alta calidad es importante. Cuanto mejor se realicen las habilidades de RCP, mayor serán las posibilidades de supervivencia.

Habilidades de RCP

La RCP tiene 2 habilidades principales:

- Realización de compresiones
- Realización de ventilaciones

En esta sección aprenderá a realizar estas habilidades para un niño con paro cardíaco.

Realice compresiones

Una compresión es el acto de comprimir fuerte y rápido en el tórax. Cuando el corazón de un niño se para, la sangre no se bombea al cuerpo. Las compresiones torácicas provocan el bombeo de la sangre al cerebro y al corazón.

Para realizar compresiones de alta calidad, asegúrese de:

- Realizar compresiones lo suficientemente profundas
- Realizar compresiones lo suficientemente rápidas
- Dejar que el tórax vuelva a su posición normal tras cada compresión
- Intentar no interrumpir las compresiones más de 10 segundos, incluso al realizar las ventilaciones

La profundidad de compresiones es una parte importante de la realización de compresiones de alta calidad. Es necesario que realice compresiones suficientemente fuertes para bombear la sangre a todo el cuerpo. Es mejor comprimir demasiado fuerte que con fuerza insuficiente. Normalmente la gente tiene miedo de causar una lesión al niño al realizar las compresiones, pero eso es poco probable.

Técnica de compresión

Cuando realice compresiones a un niño, utilice 1 mano (Figura 48). Si no puede comprimir al menos un tercio de profundidad del tórax del niño (o unos 5 cm o 2 pulgadas) con 1 mano, utilice las 2 manos para comprimir el tórax (Figura 49).

Aquí se explica cómo realizar compresiones a un niño durante una RCP:

Cómo realizar compresiones a un niño durante la RCP
☐ Asegúrese de que el niño está tendido de espaldas, en una superficie plana y firme.
☐ Retire rápidamente la ropa.
☐ Utilice una o dos manos para realizar las compresiones.

- **Una mano:** Ponga la base de una mano en el centro del pecho (sobre la mitad inferior del esternón).

- **Dos manos:** Ponga la base de una mano en el centro del pecho (sobre la mitad inferior del esternón). Coloque la otra mano encima de la primera.

☐ Comprima al menos un tercio de la profundidad del tórax, o unos 5 cm (2 pulgadas).
☐ Comprima a una frecuencia de 100 a 120 compresiones por minuto. Cuente las compresiones en voz alta.
☐ Deje que el tórax vuelva a su posición normal tras cada compresión.

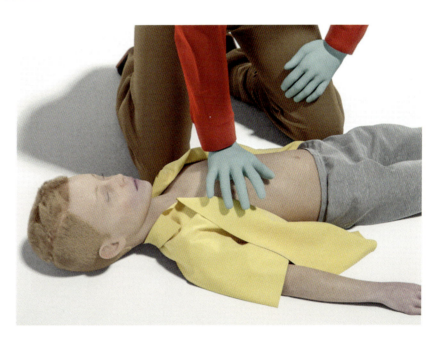

Figura 48. Uso de 1 mano para realizar compresiones a un niño.

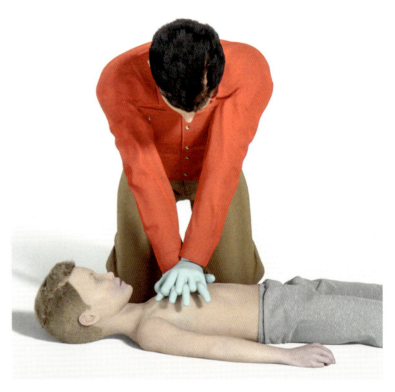

Figura 49. Uso de 2 manos para realizar compresiones a un niño.

Cambie de reanimador para evitar que se fatigue

La correcta realización de compresiones torácicas es un trabajo duro. Cuanto más se canse, menos efectivas serán las compresiones.

Si hay alguien más que sepa hacer la RCP, pueden alternarse (Figura 50). Cambien de reanimador cada 2 minutos, o antes si se cansa; háganlo rápidamente para no interrumpir las compresiones.

Recuerde a los otros reanimadores que realicen RCP de alta calidad como se describe en el recuadro titulado "Cómo realizar compresiones a un niño durante la RCP".

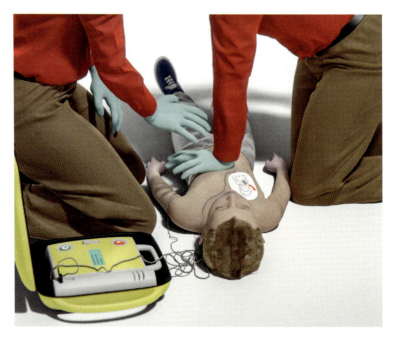

Figura 50. Cambie de reanimador cada 2 minutos aproximadamente para evitar la fatiga del reanimador.

Realice ventilaciones

La segunda habilidad de la RCP es la realización de ventilaciones. Después de cada serie de 30 compresiones tendrá que realizar 2 ventilaciones. Las ventilaciones se deben administrar con o sin dispositivo de barrera, como una mascarilla de bolsillo o una barrera facial.

Cuando realice las ventilaciones, estas tienen que hacer que el tórax se eleve visiblemente. Cuando pueda ver la elevación torácica sabrá que ha administrado una ventilación efectiva.

Abrir la vía aérea

Antes de las ventilaciones, abra la vía aérea (Figura 51). Esto levanta la lengua de la parte posterior de la garganta para asegurar que las ventilaciones introducen aire en los pulmones.

Siga estos pasos para abrir la vía aérea:

Cómo abrir la vía aérea
☐ Ponga una mano en la frente y los dedos de la otra mano en el hueso del mentón (Figura 51).
☐ Eche la cabeza hacia atrás y levante el mentón.

Evite presionar en la zona blanda del cuello ni bajo el mentón, porque la vía aérea podría bloquearse.

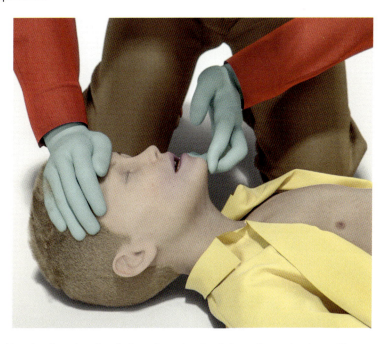

Figura 51. Abra la vía extendiendo la cabeza hacia atrás y elevando el mentón.

Ventilaciones sin mascarilla de bolsillo

Si opta por realizar ventilaciones a alguien sin un dispositivo de barrera, normalmente es bastante seguro porque existen muy pocas posibilidades de que contraiga una enfermedad.

Cada vez que realice una ventilación, mire el tórax del niño para ver si comienza a elevarse. En niños pequeños no será necesario que ventile tanto como para niños mayores. El mejor indicativo de que las ventilaciones surten efecto es ver que el tórax se eleva.

Siga estos pasos para realizar ventilaciones sin una mascarilla de bolsillo o barrera facial (Figura 52):

Cómo realizar ventilaciones (sin mascarilla)

☐ Manteniendo la vía aérea abierta, cierre la nariz con los dedos pulgar e índice.

☐ Inspire normalmente. Ponga su boca sobre la boca del niño.

☐ Realice 2 ventilaciones (ventile durante 1 segundo en cada una). Observe si hay elevación torácica con cada ventilación.

☐ Intente no interrumpir las compresiones durante más de 10 segundos.

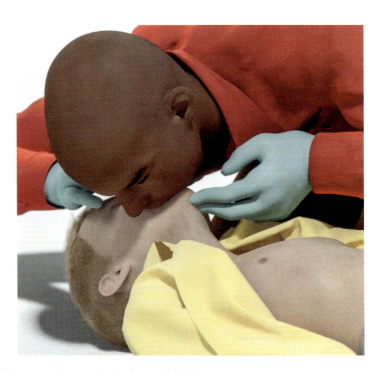

Figura 52. Ponga su boca sobre la boca del niño.

Qué hacer si el tórax no se eleva

Se requiere algo de práctica para realizar ventilaciones correctamente. Si le realiza a alguien una ventilación y el tórax no se eleva, haga lo siguiente:

- Deje que la cabeza vuelva a su posición normal.
- Abra la vía aérea de nuevo extendiendo la cabeza hacia atrás y elevando el mentón.
- Vuelva a repetir la ventilación. Compruebe que hay elevación torácica.

Reducir al mínimo las interrupciones de las compresiones torácicas

Si no ha sido capaz de realizar 2 ventilaciones efectivas en 10 segundos, vuelva a realizar compresiones fuertes y rápidas en el tórax. Intente de nuevo realizar ventilaciones después de cada 30 compresiones.

No interrumpa las compresiones más de 10 segundos.

Utilización de una mascarilla de bolsillo

Puede realizar las ventilaciones con o sin un dispositivo de barrera, como por ejemplo una mascarilla de bolsillo. Los dispositivos de barrera son de plástico y se ajustan sobre la boca y la nariz de la víctima (Figura 53). Estos dispositivos protegen al reanimador de la sangre, el vómito o enfermedades. Su instructor puede informarle de otros tipos de dispositivos de barrera, como barreras faciales, que se pueden usar cuando se realizan ventilaciones.

Si está en el lugar de trabajo, su empresa puede proporcionar un equipo de protección individual, como mascarillas de bolsillo o barreras faciales, para su uso durante la RCP.

Existen muchos tipos de mascarillas de bolsillo, así como diferentes tamaños para adultos, niños y lactantes. Por tanto, asegúrese de que está usando el tamaño correcto. Podría tener que montar la mascarilla de bolsillo antes de usarla.

Ventilaciones con mascarilla de bolsillo

Siga estos pasos para realizar ventilaciones con una mascarilla de bolsillo (Figura 53).

Cómo realizar ventilaciones con una mascarilla de bolsillo

☐ Ponga la mascarilla sobre la boca y la nariz del niño.
- Si la mascarilla tiene un extremo en punta, ponga el extremo estrecho de la mascarilla sobre el puente de la nariz; coloque el extremo ancho de modo que cubra la boca.

☐ Extienda la cabeza y eleve el mentón mientras fija la mascarilla en el rostro. Mientras eleva el mentón, es importante conseguir un sello hermético entre el rostro del niño y la mascarilla para mantener abierta la vía aérea.

☐ Realice 2 ventilaciones (ventile durante 1 segundo en cada una). Observe si hay elevación torácica con cada ventilación.

☐ Intente no interrumpir las compresiones durante más de 10 segundos.

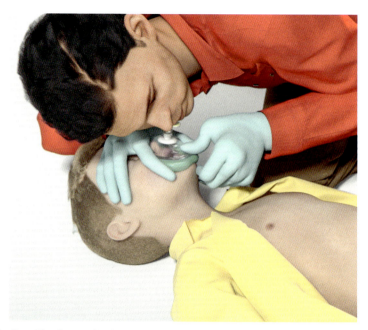

Figura 53. Realización de ventilaciones con una mascarilla de bolsillo.

Realización de series de 30 compresiones y 2 ventilaciones

Cuando practique la RCP, realice ciclos de 30 compresiones y 2 ventilaciones.

Cómo realizar series de compresiones y ventilaciones a un niño

☐ Asegúrese de que el niño está tendido de espaldas, en una superficie plana y firme.

☐ Retire rápidamente la ropa.

☐ Realice 30 compresiones torácicas.
- Utilice una o dos manos para realizar las compresiones.
- **Una mano:** Ponga la base de una mano en el centro del pecho (sobre la mitad inferior del esternón).
- **Dos manos:** Ponga la base de una mano en el centro del pecho (sobre la mitad inferior del esternón). Coloque la otra mano encima de la primera.
- Comprima al menos un tercio de la profundidad del tórax, o unos 5 cm (2 pulgadas).
- Comprima a una frecuencia de 100 a 120 compresiones por minuto. Cuente las compresiones en voz alta.
- Deje que el tórax vuelva a su posición normal tras cada compresión.

☐ Después de 30 compresiones, realice 2 ventilaciones.
- Abra la vía aérea y realice 2 ventilaciones (ventile durante 1 segundo en cada una). Observe si hay elevación torácica con cada ventilación.
- Intente no interrumpir las compresiones durante más de 10 segundos.

La RCP combinada con el uso de un DEA proporciona la mayor probabilidad de salvar una vida. Si es posible, utilice un DEA cada vez que practique la RCP.

Los DEA se pueden usar para niños y lactantes, al igual que para adultos.

- Algunos DEA pueden administrar una energía de descarga más pequeña para niños y lactantes si utiliza parches de desfibrilación pediátricos o un adaptador pediátrico.

- Si el DEA puede administrar una energía de descarga menor, utilícela para lactantes y niños menores de 8 años.

- Si el DEA no puede administrar energía pediátrica de descarga, puede usar los parches de desfibrilación para adulto y administrar en lactantes y niños menores de 8 años la misma energía que en adultos.

Los DEA son seguros, precisos y fáciles de usar. Una vez encendido el DEA, siga las indicaciones. El DEA analizará si el niño necesita una descarga y administrará una automáticamente o le dirá cuándo administrar una.

Encender el DEA

Para usar un DEA, enciéndalo pulsando el botón de encendido o levantando la tapa (Figura 54). Una vez encendido, le irá dando indicaciones con todo lo que debe hacer.

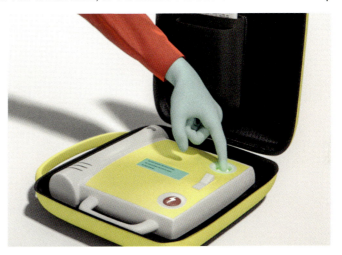

Figura 54. Encendido del DEA.

Colocación de los parches de desfibrilación

Muchos DEA tienen parches para adultos y un sistema de adaptación para niños y lactantes.

- Utilice los parches de desfibrilación pediátricos si el niño o el lactante tiene menos de 8 años. Si no dispone de parches de desfibrilación pediátricos, utilice parches de desfibrilación para adulto.

- Utilice parches de desfibrilación para adulto si el niño tiene 8 años o más.

Antes de colocar los parches, examine rápidamente al niño para ver si existe alguna situación especial que pudiera requerir pasos adicionales. Consulte la sección "Situaciones especiales" más adelante.

Quite el papel protector del parche. Siga la colocación de los parches como se muestra en las imágenes de los parches o del paquete. Coloque los parches sobre el tórax desnudo del niño (Figura 55).

Ponga los parches en el tórax de forma que no se toquen entre sí. Si el tórax del niño es pequeño, se pueden superponer los parches. En este caso, podría necesitar poner un parche en el tórax y otro en la espalda del niño.

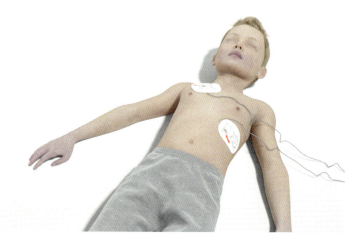

Figura 55. Coloque los parches sobre el niño según las imágenes que se muestran en los parches.

Aléjese del niño si se recomienda una descarga

Deje que el DEA analice el ritmo cardíaco. Si el DEA recomienda una descarga, le advertirá que no toque al niño. En ese caso, diga en voz alta "Aléjense". Antes de pulsar el botón de descarga, asegúrese de que nadie más está tocando al niño (Figura 56).

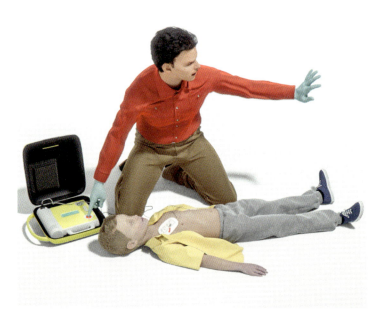

Figura 56. Antes de pulsar el botón de descarga, asegúrese de que nadie está tocando al niño.

Pasos para usar el DEA en un niño

Use el DEA tan pronto como esté disponible. Estos son los pasos para utilizar un DEA en un niño:

Cómo utilizar un DEA en un niño

☐ Encienda el DEA y siga las indicaciones.
- Enciéndalo levantando la tapa o pulsando el botón de encendido (Figura 54).
- Siga las indicaciones que le dirán todo lo que tiene que hacer.

☐ Coloque los parches de desfibrilación.
- Utilice los parches de desfibrilación pediátricos si el niño tiene menos de 8 años. Si no dispone de parches de desfibrilación pediátricos, utilice parches de desfibrilación para adulto.
- Utilice parches de desfibrilación para adulto si el niño tiene 8 años o más.
- Quite el papel protector del parche.
- Siguiendo los dibujos de los parches, colóquelos en el tórax desnudo del niño (Figura 55). Asegúrese de que los parches no estén en contacto entre sí.

☐ Deje que el DEA realice un análisis.
- Diga en voz alta "Aléjense" y asegúrese de que nadie está tocando al niño.
- El DEA analizará el ritmo cardíaco.
- Si no es necesaria una descarga, reinicie la RCP.

☐ Administre una descarga si es necesario (Figura 56).
- Diga en voz alta "Aléjense" y asegúrese de que nadie está tocando al niño.
- Pulse el botón de descarga.
- Reinicie inmediatamente la RCP.

Situaciones especiales

Existen algunas situaciones especiales que podría tener que considerar antes de colocar los parches del DEA. Aunque no es muy común, podría encontrar un parche de medicamento o un dispositivo en el niño, lo que podría interferir con la colocación de los parches de DEA.

Examine rápidamente al niño para comprobar si está en alguna de las siguientes situaciones *antes* de colocar los parches:

Si la víctima...	Entonces
Está tendida sobre el agua	• Traslade rápidamente a la víctima a una zona seca.
Está tendida sobre la nieve o en un pequeño charco	• Puede usar el DEA (no es necesario que el tórax esté completamente seco). • Si el tórax está cubierto con agua o sudor, límpielo rápidamente antes de colocar los parches.
Tiene agua sobre el tórax	• Seque rápidamente el tórax antes de colocar los parches.
Tiene implantado un desfibrilador o un marcapasos	• No coloque el parche del DEA directamente sobre el dispositivo implantado. • Siga los pasos normales de manejo del DEA.

(continuación)

(continuación)

Tiene un parche de medicamento donde tiene que colocar el parche del DEA	• No coloque el parche del DEA directamente sobre el parche de medicamento. • Utilice unos guantes de protección. • Retire el parche de medicamento. • Limpie la zona. • Coloque los parches del DEA.

Continúe practicando la RCP y usando el DEA

En cuanto el DEA administre la descarga, reanude inmediatamente las compresiones torácicas. Continúe siguiendo las indicaciones del DEA que le guiarán en la reanimación.

Realice la RCP y use el DEA hasta que:

- ▪ llegue alguien más que pueda sustituirlo en la realización de la RCP.
- ▪ el niño comience a moverse, hablar, parpadear o reaccione de cualquier otra forma.
- ▪ llegue ayuda especializada.

Recapitulación:
Resumen de RCP de alta calidad con DEA para niños

El corazón de los niños suele estar sano. A menudo, cuando se detiene, es porque el niño no puede respirar o lo hace con dificultad. Por tanto, en el caso de los niños, es de suma importancia practicarles la respiración de boca a boca además de realizar compresiones.

Las compresiones siguen siendo muy importantes para suministrar flujo sanguíneo y son la parte fundamental de la RCP. Intente no interrumpir las compresiones torácicas más de 10 segundos al realizar las ventilaciones.

Evalúe y pida ayuda
☐ Compruebe que la escena es segura.
☐ Golpee suavemente a la víctima y diríjase a ella en voz alta (busque respuesta). • Si el niño *responde,* pregúntele si necesita ayuda. • Si el niño *no responde,* continúe con el paso siguiente.
☐ Pida ayuda.
☐ Compruebe la respiración. • Si el niño respira, permanezca con él hasta que llegue asistencia avanzada. • Si el niño *no* respira o solo jadea/boquea, comience la RCP y use el DEA. Consulte los siguientes pasos.

☐ Inicie la RCP, llame al número local de emergencias y consiga un DEA.

Si alguien acude a ayudar y tiene teléfono móvil

- Pídale que llame al número local de emergencias con el teléfono móvil, que lo ponga en modo altavoz y que vaya a conseguir un DEA mientras usted inicia la RCP.

Si alguien acude a ayudar y no tiene teléfono móvil

- Pídale que vaya a llamar al número local de emergencias y que consiga un DEA mientras usted inicia la RCP.

Si está solo y tiene teléfono móvil o un teléfono cerca

- Llame al número local de emergencias y ponga el teléfono en modo altavoz mientras inicia la RCP.
- Realice 5 ciclos de 30 compresiones y 2 ventilaciones.
- Vaya a conseguir un DEA.
- Vuelva con el niño y continúe con la RCP.

Si está solo y no tiene teléfono móvil

- Realice 5 ciclos de 30 compresiones y 2 ventilaciones.
- A continuación, vaya a llamar al número local de emergencias y consiga un DEA.
- Vuelva con el niño y continúe con la RCP.

Administrar una RCP de alta calidad

La RCP consiste en realizar ciclos de 30 compresiones y 2 ventilaciones.

☐ Asegúrese de que el niño está tendido de espaldas, en una superficie plana y firme.

☐ Retire rápidamente la ropa.

☐ Realice 30 compresiones torácicas.
- Utilice una o dos manos para realizar las compresiones.
  - **Una mano:** Ponga la base de una mano en el centro del pecho (sobre la mitad inferior del esternón).
  - **Dos manos:** Ponga la base de una mano en el centro del pecho (sobre la mitad inferior del esternón). Coloque la otra mano encima de la primera.
- Comprima al menos un tercio de la profundidad del tórax, o unos 5 cm (2 pulgadas).
- Comprima a una frecuencia de 100 a 120 compresiones por minuto. Cuente las compresiones en voz alta.
- Deje que el tórax vuelva a su posición normal tras cada compresión.

☐ Después de 30 compresiones, realice 2 ventilaciones.
- Abra la vía aérea y realice 2 ventilaciones (ventile durante 1 segundo en cada una). Observe si hay elevación torácica con cada ventilación.
- Intente no interrumpir las compresiones durante más de 10 segundos.

(continuación)

(continuación)

☐ Utilice un DEA tan pronto como esté disponible.

- Encienda el DEA y siga las indicaciones.
- Coloque los parches de desfibrilación.
  - Utilice los parches de desfibrilación pediátricos si el niño tiene menos de 8 años. Si no dispone de parches de desfibrilación pediátricos, utilice parches de desfibrilación para adulto.
  - Utilice parches de desfibrilación para adulto si el niño tiene 8 años o más.
- Deje que el DEA realice un análisis.
- Asegúrese de que nadie esté tocando al niño y administre una descarga si está recomendado.

☐ Realice la RCP y use el DEA hasta que:

- llegue alguien más que pueda sustituirlo en la realización de la RCP.
- el niño comience a moverse, hablar, parpadear o reaccione de cualquier otra forma.
- llegue ayuda especializada y asuma el control.

RCP pediátrica

Puntos de aprendizaje En esta sección, aprenderá cuándo es necesario realizar la RCP, cómo llevarla a cabo en un lactante y cómo usar un DEA.

Definición de lactante Para este curso, por lactante se entiende cualquier menor de menos de 1 año.

Diferencias en la RCP entre un lactante y un niño Puesto que los lactantes son muy pequeños, existen algunas diferencias entre lactantes, niños y adultos en cuanto a cómo se realiza una RCP. Cuando se realizan compresiones a un lactante, se utilizan solo 2 dedos de 1 mano, frente a 1 o 2 manos en el caso de un niño o 2 manos en el caso de un adulto.

Además, en el caso de un lactante, debe comprimir unos 4 cm (1,5 pulgadas) con un ritmo de 100 a 120 compresiones por minuto.

Temas tratados
- Evaluar y llamar al número local de emergencias
- Realizar una RCP de alta calidad
- Uso de un DEA
- Recapitulación: Resumen de RCP de alta calidad para lactantes

Evaluar y llamar al número local de emergencias

Cuando se encuentre ante un lactante que puede haber sufrido un paro cardíaco, lleve a cabo los siguientes pasos para evaluar la emergencia y pedir ayuda:

- Compruebe que la escena es segura.
- Golpee suavemente a la víctima y diríjase a ella en voz alta (busque respuesta).
- Pida ayuda.
- Compruebe la respiración.
- Inicie la RCP, llame al número local de emergencias y consiga un DEA.

Dependiendo de las circunstancias en particular y de los recursos de que disponga, es posible que pueda realizar alguna de estas acciones al mismo tiempo. Podría, por ejemplo, llamar al número local de emergencias con su teléfono móvil en modo altavoz mientras comprueba la respiración.

Compruebe que la escena es segura

Antes de evaluar al lactante, asegúrese de que la escena es segura. Mire a su alrededor para descartar que haya algo que pueda lesionarlo. Si acaba lesionado no podrá ayudar.

Cuando proporcione asistencia, preste atención por si algo cambia y deja de ser seguro para usted o el lactante.

Golpee suavemente a la víctima y diríjase a ella en voz alta (busque respuesta)

Golpee suavemente al lactante y diríjase a él en voz alta para comprobar si responde o no (Figura 57).

Toque el pie del lactante y diga su nombre en voz alta.

Si	Entonces
El lactante se mueve, llora, parpadea o reacciona de algún otro modo cuando le golpea suavemente.	• El lactante *responde;* continúe prestando primeros auxilios.
El lactante no se mueve, no llora, no parpadea no reacciona de ningún otro modo cuando le golpea suavemente.	• La víctima *no responde*. • Pida ayuda para que si hay alguien cerca pueda ayudarlo.

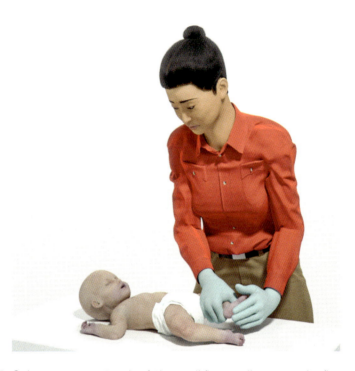

Figura 57. Golpee suavemente a la víctima y diríjase a ella en voz alta (busque respuesta).

Pida ayuda

En una emergencia, cuanto antes se dé cuenta de que existe un problema y busque ayuda, mejor será para el lactante herido o lesionado. Cuanta más gente esté ayudando, mejor atención podrá proporcionar al lactante.

Si el lactante no responde, pida ayuda (Figura 58). Si alguien acude, pídale que llame a emergencias y consiga un DEA. Si tiene teléfono móvil, llame al número local de emergencias y ponga el teléfono en modo altavoz.

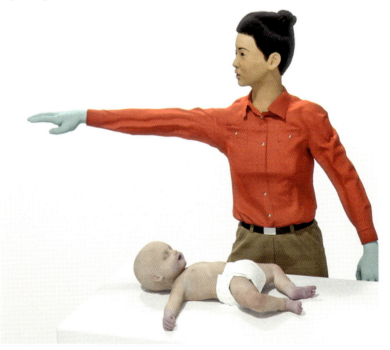

Figura 58. Pida ayuda.

Compruebe la respiración

Si el lactante no responde, compruebe la respiración (Figura 59).

Examine el pecho repetidamente desde la cabeza al pecho durante al menos 5 segundos (pero no más de 10 segundos) buscando elevación torácica. Si el lactante no respira o solamente jadea/boquea, tendrá que iniciar la RCP (consulte "Términos y conceptos de Heartsaver primeros auxilios con RCP y DEA" para obtener más información sobre jadeos/boqueos).

Si	Entonces
El lactante no responde y está respirando.	• Este lactante no necesita RCP. • Póngalo de costado (si cree que no tiene una lesión cervical o de espalda). Esto ayudará a mantener despejada la vía aérea en caso de que el lactante vomite. • Permanezca con el lactante hasta que llegue asistencia avanzada.
El lactante no responde y no respira o solo jadea/boquea.	• Este lactante necesita RCP. • El lactante debe estar tendido de espaldas, en una superficie plana y firme. • Pida a alguien que llame al número local de emergencias o utilice su teléfono móvil (o un teléfono cercano), póngalo en modo altavoz y llame al número local de emergencias. • Inicie la RCP. Realice 5 ciclos de 30 compresiones y 2 ventilaciones. • Después de realizar 5 ciclos de compresiones y ventilaciones, llame al número local de emergencias y consiga un DEA (si aún nadie lo ha hecho). Tan pronto como tenga un DEA, úselo.

Recuerde

No responde
+
No respira o solo jadea/boquea

= **Practicar RCP**

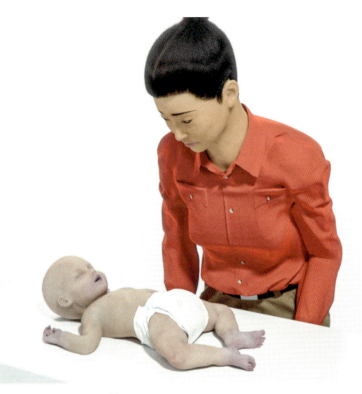

Figura 59. Compruebe la respiración.

Inicie la RCP, llame al número local de emergencias y consiga un DEA

Si alguien acude a ayudar y tiene teléfono móvil

- Pídale que llame al número local de emergencias con el teléfono móvil, que lo ponga en modo altavoz y que vaya a conseguir un DEA mientras usted inicia la RCP.

Si alguien acude a ayudar y no tiene teléfono móvil

- Pídale que vaya a llamar al número local de emergencias y que consiga un DEA mientras usted inicia la RCP.

Si está solo y tiene teléfono móvil o un teléfono cerca

- Llame al número local de emergencias y ponga el teléfono en modo altavoz mientras inicia la RCP.
- Realice 5 ciclos de 30 compresiones y 2 ventilaciones.
- Vaya a conseguir un DEA*.
- Vuelva con el lactante y continúe con la RCP.

Si está solo y no tiene teléfono móvil

- Realice 5 ciclos de 30 compresiones y 2 ventilaciones.
- Vaya a llamar al número local de emergencias y consiga un DEA*.
- Vuelva con el lactante y continúe con la RCP.

*Si el lactante no está lesionado y está usted solo, tras 5 ciclos de 30 compresiones y 2 ventilaciones, puede llevárselo en brazos a llamar al número local de emergencias y conseguir un DEA (Figura 60).

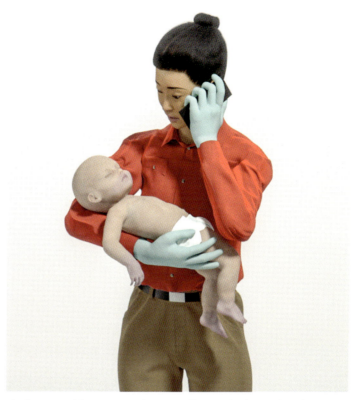

Figura 60. Puede llevarse al lactante en brazos a llamar al número local de emergencias y conseguir un DEA.

Siga las instrucciones del operador telefónico de emergencias

No cuelgue hasta que el operador telefónico de emergencias le diga que puede hacerlo. Responder a las preguntas del operador no retrasará la llegada de la ayuda.

El operador le preguntará sobre la emergencia: dónde está y qué ha ocurrido. Los operadores telefónicos de emergencias pueden proporcionar instrucciones que le ayudarán, como por ejemplo, decirle cómo practicar RCP, usar un DEA o prestar primeros auxilios.

Por eso es importante poner el teléfono en modo altavoz después de llamar al número local de emergencias, para que el operador y la persona que practica la RCP puedan hablar entre ellos.

Qué hacer si no está seguro

Si piensa que un lactante necesita RCP pero no está seguro, practique la RCP porque podría salvar una vida. Es poco probable que la RCP perjudique al lactante en caso de que no sea un paro cardíaco.

Es preferible practicar RCP a un lactante que no lo necesita que no hacerlo cuando sí lo necesita.

Este es un resumen de cómo evaluar la emergencia y conseguir ayuda cuando se encuentre a un lactante enfermo o lesionado:

Evalúe y pida ayuda

☐ Compruebe que la escena es segura.

☐ Golpee suavemente a la víctima y diríjase a ella en voz alta (busque respuesta).
- Si el lactante *responde,* continúe prestando primeros auxilios.
- Si el lactante *no responde,* continúe con el paso siguiente.

☐ Pida ayuda.

☐ Compruebe la respiración.
- Si el lactante respira, permanezca con él hasta que llegue asistencia avanzada.
- Si el lactante *no* respira o solo jadea/boquea, comience la RCP y utilice un DEA. Consulte los siguientes pasos.

Inicie la RCP, llame al número local de emergencias y consiga un DEA

La RCP consiste en realizar ciclos de 30 compresiones y 2 ventilaciones.

☐ El lactante debe estar tendido de espaldas, en una superficie plana y firme.

☐ Retire rápidamente la ropa.

☐ Inicie la RCP, llame al número local de emergencias y consiga un DEA.

Si alguien acude a ayudar y tiene teléfono móvil
- Pídale que llame al número local de emergencias con el teléfono móvil, que lo ponga en modo altavoz y que vaya a conseguir un DEA mientras usted inicia la RCP.

Si alguien acude a ayudar y no tiene teléfono móvil
- Pídale que vaya a llamar al número local de emergencias y que consiga un DEA mientras usted inicia la RCP.

Si está solo y tiene teléfono móvil o un teléfono cerca
- Llame al número local de emergencias y ponga el teléfono en modo altavoz mientras inicia la RCP.
- Realice 5 ciclos de 30 compresiones y 2 ventilaciones.
- Vaya a conseguir un DEA*.
- Vuelva con el lactante y continúe con la RCP.

Si está solo y no tiene teléfono móvil
- Realice 5 ciclos de 30 compresiones y 2 ventilaciones.
- Vaya a llamar al número local de emergencias y consiga un DEA*.
- Vuelva con el lactante y continúe con la RCP.

*Si el lactante no está lesionado y está usted solo, tras 5 ciclos de 30 compresiones y 2 ventilaciones, puede llevárselo en brazos a llamar al número local de emergencias y conseguir un DEA.

(continuación)

(continuación)

☐ Continúe con la RCP y usando el DEA hasta que:

- llegue alguien más que pueda sustituirlo en la realización de la RCP.
- el lactante comience a moverse, llorar, parpadear o reaccione de cualquier otra forma.
- llegue ayuda especializada.

Realizar una RCP de alta calidad

Aprender a realizar una RCP de alta calidad es importante. Cuanto mejor se realicen las habilidades de RCP, mayor serán las posibilidades de supervivencia.

Habilidades de RCP

La RCP tiene 2 habilidades principales:

- Realización de compresiones
- Realización de ventilaciones

En esta sección aprenderá a realizar estas habilidades para un lactante con paro cardíaco.

Realice compresiones

Una compresión es el acto de comprimir fuerte y rápido en el tórax. Cuando el corazón de un lactante se para, la sangre no se bombea al cuerpo. Las compresiones torácicas provocan el bombeo de la sangre al cerebro y al corazón.

Comprimir fuerte y rápido cuando se realizan compresiones a los lactantes es igual de importante que en niños y adultos.

Las compresiones son la parte más importante de la RCP. Para realizar RCP de alta calidad, asegúrese de:

- Realizar compresiones lo suficientemente profundas
- Realizar compresiones lo suficientemente rápidas
- Dejar que el tórax vuelva a su posición normal tras cada compresión
- Intentar no interrumpir las compresiones más de 10 segundos, incluso al realizar las ventilaciones

La profundidad de compresiones es una parte importante de la realización de compresiones de alta calidad. Es necesario que realice compresiones suficientemente fuertes para bombear la sangre a todo el cuerpo. Es mejor comprimir demasiado fuerte que con fuerza insuficiente. Normalmente la gente tiene miedo de causar una lesión al lactante al realizar las compresiones, pero eso es poco probable.

Técnica de compresión

Una de las principales diferencias en la RCP de lactantes es que solo se usan 2 dedos al realizar las compresiones. Observe en la Figura 61 la colocación correcta de los dedos sobre el tórax del bebé. Ponga 2 dedos de 1 mano sobre el esternón, justo por debajo de la línea de los pezones. Comprima al menos un tercio de la profundidad del tórax, o unos 4 cm (1,5 pulgadas).

Aquí se explica cómo realizar compresiones a un lactante durante una RCP:

Cómo realizar compresiones a un lactante durante la RCP
☐ El lactante debe estar tendido de espaldas, en una superficie plana y firme.
☐ Retire rápidamente la ropa.
☐ Utilice 2 dedos de 1 mano para realizar las compresiones. Colóquelos sobre el esternón, justo por debajo de la línea de los pezones (Figura 61).
☐ Comprima al menos un tercio de la profundidad del tórax, o unos 4 cm (1,5 pulgadas).
☐ Comprima a una frecuencia de 100 a 120 compresiones por minuto. Cuente las compresiones en voz alta.
☐ Deje que el tórax vuelva a su posición normal tras cada compresión.

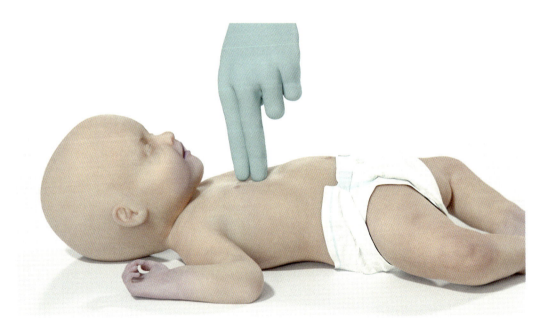

Figura 61. Utilice 2 dedos de 1 mano para realizar las compresiones. Colóquelos sobre el esternón, justo por debajo de la línea de los pezones. No comprima sobre el extremo del esternón.

Cambie de reanimador para evitar que se fatigue

La correcta realización de compresiones torácicas es un trabajo duro. Cuanto más se canse, menos efectivas serán las compresiones.

Si hay alguien más que sepa hacer la RCP, pueden alternarse. Cambien de reanimador cada 2 minutos, o antes si se cansa; háganlo rápidamente para no interrumpir las compresiones.

Recuerde a los otros reanimadores que realicen RCP de alta calidad como se describe en el recuadro titulado "Cómo realizar compresiones a un lactante durante la RCP".

Realice ventilaciones

La segunda habilidad de la RCP es la realización de ventilaciones. Después de cada serie de 30 compresiones tendrá que realizar 2 ventilaciones. Las ventilaciones se deben administrar con o sin dispositivo de barrera, como una mascarilla de bolsillo o una barrera facial.

El corazón de los lactantes suele estar sano, pero también podría pararse si el lactante no puede respirar o lo hace con dificultad. Por tanto, en un lactante que necesita RCP es muy importante realizar ventilaciones y compresiones.

Cuando realice las ventilaciones, estas tienen que hacer que el tórax se eleve visiblemente. Cuando pueda ver la elevación torácica sabrá que ha administrado una ventilación efectiva.

Abrir la vía aérea

Antes de las respiraciones, abra la vía aérea. Esto levanta la lengua de la parte posterior de la garganta para asegurar que las ventilaciones introducen aire en los pulmones.

Abrir demasiado la vía aérea del lactante puede provocar que se *cierre* haciendo más difícil que el aire entre. Siga estos pasos para asegurarse de que abre la vía aérea del lactante correctamente:

Cómo abrir la vía aérea
☐ Ponga una mano en la frente y los dedos de la otra mano en el hueso del mentón.
☐ Eche la cabeza hacia atrás y levante el mentón.

Evite presionar en la zona blanda del cuello ni bajo el mentón, porque la vía aérea podría bloquearse. Además, no empuje demasiado la cabeza hacia atrás. Esto podría cerrar también la vía aérea.

Ventilaciones sin mascarilla de bolsillo

Si opta por realizar ventilaciones a alguien sin un dispositivo de barrera, normalmente es bastante seguro porque existen muy pocas posibilidades de que contraiga una enfermedad.

Cuando realice cada ventilación, mire el tórax del lactante para ver si comienza a elevarse. No será necesario que ventile tanto como para un niño mayor. El mejor indicativo de que las respiraciones surten efecto es ver que el tórax se eleva.

Siga estos pasos para realizar ventilaciones sin una mascarilla de bolsillo o barrera facial (Figura 62):

Cómo realizar ventilaciones (sin mascarilla de bolsillo)

☐ Con la vía aérea abierta, inspire normalmente. Cubra la boca y la nariz del lactante con su boca. Si tiene dificultades para hacer un sello efectivo, intente una ventilación de boca a boca o de boca a nariz.
- Si utiliza la técnica de boca a boca, cierre la nariz con dos dedos.
- Si utiliza la técnica de boca a nariz, cierre la boca.

☐ Realice 2 ventilaciones (ventile durante 1 segundo en cada una). Observe si hay elevación torácica con cada ventilación.

☐ Intente no interrumpir las compresiones durante más de 10 segundos.

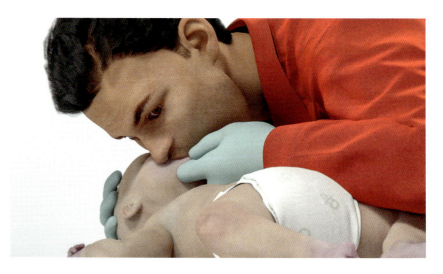

Figura 62. Cubra la boca y la nariz del lactante con su boca.

Qué hacer si el tórax no se eleva

Se requiere algo de práctica para realizar ventilaciones correctamente. Si le realiza a alguien una ventilación y el tórax no se eleva, haga lo siguiente:

- Deje que la cabeza vuelva a su posición normal.
- Abra la vía aérea de nuevo extendiendo la cabeza hacia atrás y elevando el mentón.
- Vuelva a repetir la ventilación. Compruebe que hay elevación torácica.

Reducir al mínimo las interrupciones de las compresiones torácicas

Si no ha sido capaz de realizar 2 ventilaciones efectivas en 10 segundos, vuelva a realizar compresiones fuertes y rápidas en el tórax. Intente de nuevo realizar ventilaciones después de cada 30 compresiones.

No interrumpa las compresiones más de 10 segundos.

Utilización de una mascarilla de bolsillo

Puede realizar las ventilaciones con o sin un dispositivo de barrera, como por ejemplo una mascarilla de bolsillo. Los dispositivos de barrera son de plástico y se ajustan sobre la boca y la nariz de la víctima (Figura 63). Estos dispositivos protegen al reanimador de la sangre, el vómito o enfermedades. Su instructor puede informarle de otros tipos de dispositivos de barrera, como barreras faciales, que se pueden usar cuando se realizan ventilaciones.

Si está en el lugar de trabajo, su empresa puede proporcionar un equipo de protección individual, como mascarillas de bolsillo o barreras faciales, para su uso durante la RCP.

Existen muchos tipos de mascarillas de bolsillo, así como diferentes tamaños para adultos, niños y lactantes. Por tanto, asegúrese de que está usando el tamaño correcto. Podría tener que montar la mascarilla de bolsillo antes de usarla.

Ventilaciones con mascarilla de bolsillo

Siga estos pasos para realizar ventilaciones con una mascarilla de bolsillo (Figura 63).

Cómo realizar ventilaciones con una mascarilla de bolsillo

☐ Ponga la mascarilla sobre la boca y la nariz del lactante.
- Si la mascarilla tiene un extremo en punta, ponga el extremo estrecho de la mascarilla sobre el puente de la nariz; coloque el extremo ancho de modo que cubra la boca.

☐ Extienda la cabeza y eleve el mentón mientras fija la mascarilla en el rostro. Mientras eleva el mentón, es importante conseguir un sello hermético entre el rostro del lactante y la mascarilla para mantener abierta la vía aérea.

☐ Realice 2 ventilaciones (ventile durante 1 segundo en cada una). Observe si hay elevación torácica con cada ventilación.

☐ Intente no interrumpir las compresiones durante más de 10 segundos.

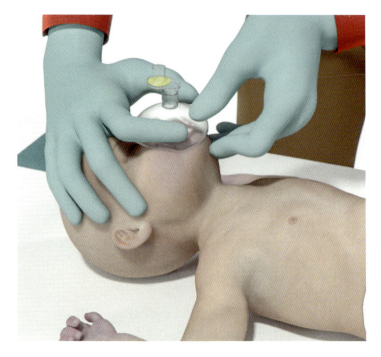

Figura 63. Realización de ventilaciones con una mascarilla de bolsillo.

Realización de series de 30 compresiones y 2 ventilaciones

Cuando practique la RCP, realice ciclos de 30 compresiones y 2 ventilaciones.

Cómo realizar series de compresiones y ventilaciones a un lactante

☐ El lactante debe estar tendido de espaldas, en una superficie plana y firme.

☐ Retire rápidamente la ropa.

☐ Realice 30 compresiones torácicas.
- Utilice 2 dedos de 1 mano para realizar las compresiones. Colóquelos sobre el esternón, justo por debajo de la línea de los pezones.
- Comprima al menos un tercio de la profundidad del tórax, o unos 4 cm (1,5 pulgadas).
- Comprima a una frecuencia de 100 a 120 compresiones por minuto. Cuente las compresiones en voz alta.
- Deje que el tórax vuelva a su posición normal tras cada compresión.

☐ Después de 30 compresiones, realice 2 ventilaciones.
- Abra la vía aérea y realice 2 ventilaciones (ventile durante 1 segundo en cada una). Observe si hay elevación torácica con cada ventilación.
- Intente no interrumpir las compresiones durante más de 10 segundos.

No retrase la RCP para conseguir un DEA en el caso de un lactante

La RCP, tanto con compresiones como con ventilaciones, es lo más importante que puede hacer en el caso de un lactante con paro cardíaco. No retrase la RCP para conseguir un DEA en el caso de un lactante. Si alguien le trae un DEA, úselo en cuanto lo tenga a mano. Consulte la sección "Uso de un DEA" en "Uso de RCP y DEA en niños".

Recapitulación: Resumen de RCP de alta calidad para lactantes

Los lactantes suelen tener corazones sanos. A menudo, cuando se detiene el corazón, es porque el lactante no puede respirar o lo hace con dificultad. Por tanto, en el caso de los lactantes, es muy importante que realice ventilaciones además de las compresiones.

Las compresiones siguen siendo muy importantes para suministrar flujo sanguíneo y son la parte fundamental de la RCP. Intente no interrumpir las compresiones torácicas más de 10 segundos al realizar las ventilaciones.

Evalúe y pida ayuda

☐ Compruebe que la escena es segura.

☐ Golpee suavemente a la víctima y diríjase a ella en voz alta (busque respuesta).
  • Si el lactante *responde,* continúe prestando primeros auxilios.
  • Si el lactante *no responde,* continúe con el paso siguiente.

☐ Pida ayuda.

☐ Compruebe la respiración.
  • Si el lactante respira, permanezca con él hasta que llegue asistencia avanzada.
  • Si el lactante *no* respira o solo jadea/boquea, comience la RCP y use el DEA. Consulte los siguientes pasos.

Inicie la RCP, llame al número local de emergencias y consiga un DEA

☐ Inicie la RCP, llame al número local de emergencias y consiga un DEA.

Si alguien acude a ayudar y tiene teléfono móvil

  • Pídale que llame al número local de emergencias con el teléfono móvil, que lo ponga en modo altavoz y que vaya a conseguir un DEA mientras usted inicia la RCP.

Si alguien acude a ayudar y no tiene teléfono móvil

  • Pídale que vaya a llamar al número local de emergencias y que consiga un DEA mientras usted inicia la RCP.

Si está solo y tiene teléfono móvil o un teléfono cerca

  • Llame al número local de emergencias y ponga el teléfono en modo altavoz mientras inicia la RCP.
  • Realice 5 ciclos de 30 compresiones y 2 ventilaciones.
  • Vaya a conseguir un DEA*.
  • Vuelva con el lactante y continúe con la RCP.

Si está solo y no tiene teléfono móvil

  • Realice 5 ciclos de 30 compresiones y 2 ventilaciones.
  • A continuación, vaya a llamar al número local de emergencias y consiga un DEA*.
  • Vuelva con el lactante y continúe con la RCP.

*Si el lactante no está lesionado y está usted solo, tras 5 ciclos de 30 compresiones y 2 ventilaciones, puede llevárselo en brazos a llamar al número local de emergencias y conseguir un DEA.

La RCP consiste en realizar ciclos de 30 compresiones y 2 ventilaciones.

☐ El lactante debe estar tendido de espaldas, en una superficie plana y firme.

☐ Retire rápidamente la ropa.

☐ Realice 30 compresiones torácicas.

- Utilice 2 dedos de 1 mano para realizar las compresiones. Colóquelos sobre el esternón, justo por debajo de la línea de los pezones.
- Comprima al menos un tercio de la profundidad del tórax, o unos 4 cm (1,5 pulgadas.
- Comprima a una frecuencia de 100 a 120 compresiones por minuto. Cuente las compresiones en voz alta.
- Deje que el tórax vuelva a su posición normal tras cada compresión.

☐ Después de 30 compresiones, realice 2 ventilaciones.

- Abra la vía aérea y realice 2 ventilaciones (ventile durante 1 segundo en cada una). Observe si hay elevación torácica con cada ventilación.
- Intente no interrumpir las compresiones durante más de 10 segundos.

☐ Utilice un DEA tan pronto como esté disponible.

- Encienda el DEA y siga las indicaciones.
- Coloque los parches de desfibrilación.
    - Utilice parches de desfibrilación pediátricos para un lactante si están disponibles.
    - Si no dispone de parches de desfibrilación pediátricos, utilice parches de desfibrilación para adulto.
- Deje que el DEA realice un análisis.
- Asegúrese de que nadie esté tocando al lactante y administre una descarga si está recomendado.

☐ Realice la RCP y use el DEA hasta que:

- llegue alguien más que pueda sustituirlo en la realización de la RCP.
- el lactante comience a moverse, llorar, parpadear o reaccione de cualquier otra forma.
- llegue ayuda especializada y asuma el control.

Conclusión

Resumen de los componentes de la RCP de alta calidad

Componente	Adultos y adolescentes	Niños (entre 1 año de edad y la pubertad)	Lactantes (menos de 1 año)
Compruebe que la escena es segura	Confirme que la escena es segura para usted y para la persona que necesita ayuda		
Golpee suavemente a la víctima y diríjase a ella en voz alta (busque respuesta)	Compruebe si la víctima responde o no Si no responde, continúe con el paso siguiente		
Pida ayuda			
Compruebe la respiración	Si la víctima respira con normalidad, permanezca con ella hasta que llegue ayuda especializada Si la víctima *no* respira con normalidad o solo jadea/boquea, inicie la RCP y utilice un DEA	Si respira, permanezca con el niño o lactante hasta que llegue ayuda especializada Si *no* respira o solo jadea/boquea, inicie la RCP y utilice un DEA	
Inicie la RCP, llame al número local de emergencias y consiga un DEA	Llame o pida a alguien que llame al número local de emergencias y consiga un DEA mientras usted inicia la RCP Si está solo y tiene teléfono móvil, póngalo en modo altavoz y llame al número local de emergencias mientras inicia la RCP	Llame o pida a alguien que llame al número local de emergencias y consiga un DEA Si está solo y tiene teléfono móvil, póngalo en modo altavoz y llame al número local de emergencias mientras inicia la RCP Si está solo y no tiene teléfono, realice 5 ciclos de 30 compresiones y 2 ventilaciones. A continuación, vaya a llamar al número local de emergencias y consiga un DEA. Vuelva y continúe con la RCP.	
Compresiones y ventilaciones	30 compresiones y 2 ventilaciones		
Frecuencia de compresiones	Realice compresiones en el pecho con una frecuencia de 100 a 120 compresiones torácicas por minuto		
Profundidad de las compresiones	Al menos 5 cm (2 pulgadas)	Al menos un tercio de la profundidad del tórax, o unos 5 cm (2 pulgadas)	Al menos un tercio de la profundidad del tórax, o unos 4 cm (1,5 pulgadas)
Colocación de la mano o las manos	2 manos en la mitad inferior del esternón	2 manos o 1 mano (opcional si es un niño muy pequeño) en la mitad inferior del esternón	2 dedos en el centro del tórax, justo por debajo de la línea de los pezones
Deje que el tórax vuelva a su posición normal	Deje que el tórax vuelva a su posición normal tras cada compresión		
Interrupciones durante las compresiones	Intente no interrumpir las compresiones durante más de 10 segundos		

CONCLUSIÓN

131

Cuestiones legales

Las leyes del Buen Samaritano protegen a quienes prestan primeros auxilios a personas enfermas o lesionadas. Como pueden variar de una región a otra, su instructor le informará sobre el alcance de estas leyes en su localidad.

Obligación de practicar RCP

Por el trabajo que realizan, algunas personas podrían tener la necesidad de aplicar RCP. Algunos ejemplos son los cuerpos de seguridad, bomberos, auxiliares de vuelo, socorristas y guardas forestales. En sus días libres, depende de ellos decidir si quieren ayudar o no.

Brindar RCP podría ser un requisito de las funciones de su trabajo. Si es así, deberá ayudar mientras esté en su turno de trabajo. No obstante, en su día libre, depende de usted hacerlo o no.

Tras la emergencia

Si brinda RCP, averiguará datos privados sobre la víctima. No debe compartir esta información con otras personas. Respete la confidencialidad de los datos privados.

Recuerde:

- Facilite toda la información sobre la víctima al personal del Servicio de Emergencias Médicas o al profesional de la salud.
- Proteja la privacidad de la víctima.

Después del curso de Heartsaver

Enhorabuena por completar el curso.

Practique sus habilidades. Revise con frecuencia los pasos de este libro. Así estará preparado para realizar una RCP de alta calidad siempre que sea necesario.

Es importante que llame al número local de emergencias cuando se presente una emergencia. El operador le recordará lo que tiene que hacer.

 Póngase en contacto con la AHA si desea obtener más información sobre la RCP, los DEA o los primeros auxilios. Puede visitar **www.international.heart.org.**

Incluso si no recuerda los pasos exactos, es importante que lo intente. Cualquier ayuda, aun cuando no sea perfecta, es mejor que ninguna ayuda en absoluto.

Es por la vida

Es por la ciencia

Las enfermedades cardiovasculares se cobran más vidas que todas las formas de cáncer juntas. Esta inquietante estadística impulsa el compromiso de la AHA de llevar la ciencia a la vida de las personas, encontrando nuevas formas de profundizar en los conocimientos y la investigación sobre reanimación.